人智醫學及其療癒方法

ANTHROPOSOPHISCH ORIENTIERTE MEDIZIN und ihre Heilmittel

作者：Dr. OTTO WOLFF（奧托・沃爾夫）
翻譯：王新艷
中文版審訂：許姿妙 醫師

擁有健康的生活方式還是病痛的人生

德國圖書館圖書在版編目（CIP）資料

Wolff，Otto（沃爾夫，奧托）：

人智醫學及其療癒方法/

Otto Wolff（奧托·沃爾夫）. — 第六次修訂版 —

Stuttgart（斯圖加特）：Verlag Freies Geisteslaben, 1996

（社會保健之系列叢書；Nr.20）

ISBN 3-7725-0682-8

〔目錄〕

前言

近幾百年來，療癒藝術受到科學的影響和滲透已越來越多。有了顯微鏡的狹小管徑幫助，醫生的視線，也逐漸從人類以及對其產生影響的周遭環境中脫離出來。在早期那些被視為體液中的一種惡液質，現在卻被強硬當作是試管裡的一種物質反應。當今，「人」的概念已經丟失不見了。生病的人，不再被看作是一個有靈性-心魂的生物，醫生只根據那些透過物理和化學的檢驗而獲得的結果來判斷病情，而且把病人當作是一個需要被修理的物體來對待，人們已被引向一種令人欽佩的「完美主義」境地，這是無可爭辯的事實。雖然現今醫療儀器越來越機械化，電子化以及複雜化，然而人們的病卻越來越多。

有一些在這種醫學觀念下工作的醫生，他們本身卻仍保有一種清晰的洞察力和獨立的判斷能力，正因他們的思維並沒有完全被這種機械化的過程淹沒（這一過程存在於所謂的科學化醫學領域），於是他們斷定說：這種醫學本身是生病的。一些仍在醫學院就讀的學生，或是年輕的醫生們，實際上他們常常已超越了以當代的醫學為出發點的、頗具吸引力的階段，並且試圖從這種片面的要使身體更強壯的醫學觀念中尋求另一條出路。他們在尋找一種「人類」的觀點，以便可以真正看清健康的人，生病的人還有那些正在經歷命運考驗的人們。從本世紀初開始（譯注：此文大致完成於1996年之前），魯道夫·施泰納（譯注：Rudolf Steiner，奧地利哲學家）就已經在他的人智學著作中，為我們介紹了這樣的人類概念的科學。

在本書中，作者以簡要而又清晰的方式，向大家描述了源自於人智學的療癒藝術。書中呈現的訊息，也向大家表示了：人智醫學並不是與科學對立，而是現代醫學和實務醫療工作的延伸。閱讀此書，將會激發讀者極大的興趣，進一步去研讀魯道夫·施泰納的著作，所以，這本書將以這種最好的方式，來達到它的目的。

Dr.med.Friedrich Lorenz+ 醫學博士弗裡德裡希・洛倫茨（已故）

Medizinische Sektion 醫學部

der Freien Hochschule für Geisteswissenschaft 人文科學自由大學

Goetheanum,Dornach (Schweiz) 瑞士

醫學現況

今天，當一位病人去看醫生的時候，他所期待的是，病痛能夠得到迅速緩解。病人深信，幾乎他所有的痛苦，應該都是「可以有所作為的」來改善。於是，大多數的病人都是期待從醫生那裡得到一些什麼，比如，心臟病的藥劑，止痛的藥片，繼而還有一種「針對神經」的藥物（也就是：鎮靜劑）之類的藥方。現代的病人，已經習慣於這種處理其「困擾」的方式了，正如人們排除汽車故障那樣，病人也期待他的這些困擾可以被醫生消除掉。

事實上，現今醫學擁有一些非常有效用的藥物，這些藥物是這麼的有效，使得人們對此種醫學進步是深信不疑的，如果現代人回到幾十年前，就連做夢也想不到會有如此高效能的藥物。如今這些藥物，很多方面可以說是確實有效的，比如說可以，快速地消退炎症，抑制興奮狀態，控制傳染病，緩解疼痛，或是透過藥物來控制一些可能會導致死亡的併發症。甚至於失去雙腎的人，也還可以繼續生存，因為有人工的腎臟；而心臟、肝臟、肺和腎臟都可以被移植；糖尿病患者，可以透過注射胰島素的方式，因而幾乎過著正常人的生活，等等。藥物仍在持續的被開發中，它們將被研發的更為精密，更加迅速，且療效更持久。

所以，難怪人們會產生一種印象（不僅僅是醫學領域以外的人），認為一些疾病已經被「徹底消滅」了，而且人們還毫不費力的掌控了其他的一些病況，人們更相信，在未來的幾十年裡，科學可以解決我們目前遇到的疾病難題。

毫無疑問，在與疾病鬥爭的過程中，當今的醫學確實取得了偉大的成就。然而，人們必須看清一點：這種成就是以什麼為依據的。人們可以建構出一個人工的腎臟，但那只是一個技術上的問題；具備如此高療效的藥物的發展，不過是化學研究的結果；新的儀器的出現，我們要感謝物理學家們，等等。所以說，現代醫學的進步，最重要的卻不是原本的醫學治療的功勞；而是技術、化學以及物理學， 也就是科學的成果。人們利用這些科學研究成果也是理所當然的。但是，醫學已經越來越屈從於這種科學常規，因而違背了醫學自身的本質。所以，人們才想要尋求一種能夠消除其「困擾」這一方面的成就，但是幾乎沒有提及，疾病的產生其更深層的原因是什麼，以及應當如何來治療這些問題。這種類型的「成就」，也確實已被當作衡量治療是否有效的標準了，然而卻沒有顧及到：由這種治療所獲得的身體恢復，是否意味著真正的療癒；或者，這種治療方法甚至有可能阻礙了身體真正的康復。雖然醫學至今取得了這些成就，或者正因如此，這種醫學發展的受害者剛好就是病人，也就是「人類」，因為人類本質的一致性將不再被看到，而這一點，若僅限於科學的思考方式是不可能看得清楚的。

當今的醫學，是偏向於非常片面的科學。那些原有的醫療能力，比如說，「臨床看診」，情感同理，與病人接觸等等，瞭解病人的個性，病人的人生遭遇，體質等等，在今天已非常少被拿來作為診斷的參考。而更多的是，醫生透過使用儀器，在耗費大量的金錢物質之後，才對病人作出診斷。當然，沒有醫生會拒絕使用當今這種「高雅的」診斷術。然而，人們必須要清楚的瞭解，所有這些儀器都應該只是輔助工具，它們是來協助那些原本就具有的醫療能力，而不是要取而代之。就這一點而言，現今在醫學的範圍內，存在著一種非常片面的脫離現象，比起醫療的經驗和直覺，醫生和病人更相信那些實驗室數據以及儀器檢察出來的結果，也就是那些「鐵的事實」。所以，現今存在的這種看法，就是以為醫學可以用科學的面相獨自來研究和評估病情。現今這種普遍存在的思維方式，是以一種簡化而片面性的世界觀為根據的，因此，對於人類的整體狀況的看法，可能就變得不太公正了，人們身體的物質基礎被作了過度的評價和研究，而人們的靈性層面，則是和他們的命運分離開來，或是被忽略掉了。

雖然身心醫學的科學流派也盡全力來揭示，心魂生活對於疾病發展的意義何在，然而，鑒於目前那種佔居主導地位的科學，其看待問題的方式，身心醫學最多也只能與其並行，比如說，在內科醫學進行治療的同時，投入心理治療，這也是一項專科。由於人們沒有將身體與心魂和靈性清楚的區別，所以無法真正地理解這其中的關聯，而身體與心靈之間的區別，也正是人類與動物不同的地方。除此之外，忽略了這個本質上的區別，還會導致，那些在動物實驗中得到證實的疾病，以災難性的形式傳播到人類的身上。

當代醫學的發展會導致如此結果，是顯而易見的事情，而且人們再也無法發現其自身與疾病之間存在著的內在關係，人們不再能看到這些疾病產生的真實意義，再者，疾病也就依然只被當作技術上的問題來看待。這些都是完全可以理解的，因為在現代醫學中，疾病也被看作是一種「代謝的錯誤」，一種「失控」，一條「發生故障的控制電路」等等。

在此，到底是誰弄錯了？又是誰操控出了錯誤？等等，這些問題都不曾被提及。因此，疾病只不過是被理解為一種運轉的紊亂而已，它被當作是一個沒有「病人」本身的因素而出現的故障，而且它應該也是同樣在沒有醫生參與的情況下被修理好。

於是，在醫學發展的過程中，一種誤解就越來越明顯了：從一方面來說，現代醫學對於延長人們的壽命，起著決定性的作用，就這一點而言，它是成功的， 到目前為止是這樣而已；然而，不需要什麼深入的瞭解，便可以清楚地看到：這一趨勢是無法隨意的繼續下去的。另外一方面，人們期待壽命增長，卻完全沒有同時注重改善身體的健康狀況。一件無可爭辯的事實是：「人的本質」，已經越來越處於一種生病的狀態了。在這很短的幾年中就已經可以觀察到，人們體質虛弱的狀況增加了許多，比如說，人們可以整體地觀察到，小學生的「支持組織」（Stützgewebe）的疾病增多了，「結締組織」的虛弱，也帶來了一些相應的後果，特別是脊柱的損傷；不僅這些，而且幾乎所有的慢性的和退化性的疾病的數目也增加了；

過敏，新的疾病的出現，以及藥物使用量的增加等等，種種這些都說明「人的本質」的病越來越嚴重了。這些迫使人們，對自己所選擇的方法其根本目的產生了懷疑，即藥物的投入使用往往不是從療癒的角度而產生的治療方法，而是基於僅僅把效果的好壞當作目的或成就的一種概念。所以，疾病產生的目的性，以及其所揭示出來的疾病症狀的意義，這些問題都根本不曾被提及。

疾病和治療

每個人都會生病。身體層面的問題可能會造成人們內心的痛苦，也就是心魂上的折磨。反過來說，心魂層面的打擊或驚嚇，也可以進入到人們的身體裡，從而引起身體的一些反應，甚至可能會導致死亡。這些劇烈的後果，是很容易被觀察到的，這是由於少量而長期持續的影響所累積的結果。當然，今天人們對於那些會導致身體疾病的心魂因素的影響，已經有所瞭解，並且也知道，身體上的疾病會造成心魂層面的痛苦，然而，人們的這些知識，還不足以使其理解「疾病」這一課題，以及疾病對於人類來說「意義」何在。當今，醫學的基礎是科學，但是，疾病不是一個科學方面的問題，所以在今天，這些基本的問題還沒有被搞清楚，也就是可以理解的了。「雖然現代醫學的基礎是疾病的形態，然而這種醫學卻無法給我們一個令人滿意又可以普遍使用的定義，來解釋疾病到底是什麼，以

及什麼才算作是疾病。」(1)

對於治療而言，去理解疾病是什麼，以及疾病的症狀有何意義這一問題，都絕對不只是理論上的思考而已，而是具備非常實際的必要性：比如說，人們認為，是因為病人著了惡魔（譯注：中了邪），所以他才會生病，於是人們自然要試圖將這一惡魔從病人的體內驅逐出去。對於那些被看作是因為細菌侵襲人體而出現的疾病，人們就試圖將這些細菌都殺死而使其遠離人類，這些都是可以理解的。當人們將一種疾病的原因歸咎為，身體缺乏某種物質，於是人們為身體輸送這一物質，這看起來是理所當然的，這種做法，也同樣適用於人們身體出現某種虛弱的時候，這種虛弱會被人們所彌補，被激發，被援助，諸如等等。實際上，所有上述這些例子，都在醫學的發展過程中起到了重要的作用。關鍵是，從對於疾病的理解，而發展出哪些被認為是必要的治療方式。

依據博大精深的人類學（人智學中的「人類概念」，正是以此為根據），人類存在著兩大類型的疾病，它們彼此是極端相反的，也就是說，它們是處於相對立的狀態，有如分別立于天平的兩端。它們分別是*發炎的*疾病（指的是高燒型的疾病），和與其相對立的*硬化的*疾病（也就是變硬的，癌症和糖尿病是屬於此類）。這兩類疾病處於極端相反的狀態，這也說明了它們的相互對立，而且彼此不斷地變化交替，正如在天平的橫桿上出現的情形那樣：天平的一端下沉，可能是因為這一邊超重了，或是由於另一邊失去了平衡的力量。只有當人們從互相起反作用的力量的角度來看待身體出現的紊亂時，才可以真正的理解一種疾病或一個症狀的意義所在。 然而，當今的人們已經習慣於直線式的思考方式，也就是說，人們認為，一件事物是從另一件事物中發展出來的，而至於這其中出現的個別岔路，人們以為它們彼此之間是沒有什麼關聯的，這就導致了人們針對這些事物進行了一種片面的，也就是錯誤的理解與研究。

這種二極性的思考方式，主要是得到Goethe（譯注：歌德，德國詩人，自然科學家，戲劇家）的堅決擁護，這說明了，對立的雙方從最初就存在了，而且它們也必須被當作一個整體來理解，說得更確切就是，如果一方沒有了另一方，這是不可能存在的，也是無法理解的。這種相互關係可以在磁和電的方面，以一種最簡單的方式被表現出來：北極是以南極為存在的先決條件，而且沒有正極就不存在有負極。雙方都是源自於同一個整體。這也同樣適用於上文中描述的那二種極端相反的疾病傾向（即：發炎和硬化）。以下這個例子應該可以解釋這一關係：

事實上，發炎和癌症的形成，二者彼此之間是有一些關聯的，它們正如天平兩端對立著的雙方，這一點，在過去已經從很多方面被人們察覺到，(2) 人們甚至像往常那樣，發覺出一個很棒的結果：二者之間存在著一定的對抗作用，也就是說，它們互為對手，甚至說，它們在某種程度上是互相排斥的。一些事實也說明了這一點：在癌症疾病上，很少出現發炎的狀況，而癌症患者，對傳染疾病也擁有一定程度的免疫力，更重要的是，在一些自然痊癒的癌症病例中，有大部分都是在得了高燒型疾病之後才得以康復的。

儘管人們在很久以前就已經瞭解到，發炎和癌症之間的這種相互作用，然而，卻幾乎沒有將這個理解堅決地付諸實踐，這就是起因於，人們缺乏了二者相對立的概念，所以不足以完全理解這種相互關係。另外，發燒，從其意義上，被看作是發炎的的主要因素，但是它在治療上的作用，也就是其解決問題和修復的效果，卻沒有得到相應的肯定。根據法國的諾貝爾獎得主Lwoff的研究，生物體對於病毒的抵抗狀況，更多的是取決於生物體的溫度，而不是由體液或者細胞的反應來決定的。經過一些相關研究所顯示的結論是：比如說，在得到一種病毒感染時，透過服用退熱藥來降低溫度的做法，是非常不恰當的。這些解熱藥物將有助於病毒的增強，提高其對身體的損害，並且提高死亡機率。在這些研究中，已透過實驗證實了那些從對立性（前文中已有描述）的認識中所得出的事實。但是在實踐中，這些認識，以及那些透過實驗得出的結果，都絲毫沒有受到人們的重視。

疾病的兩大類型，發炎和硬化症（更確切的說是，癌症的形成），它們彼此是處於一種對立的狀態，這一認識所產生的結果是，它們可以在一定的程度上互相抵消，也就是說，*一種疾病可以治療另外一種疾病的傾向*，這也許是一個令人震驚的論斷，因為，這也正是人類努力的目標，即盡可能地阻止一切疾病的出現。然而，人們並不是全然不瞭解它們之間的這種相互關係：比如，大約在西元前500年，希臘的智者Parmenides就已經說過這樣的話：「給我一種可以產熱的介質，我就可以治療每一種疾病」。今天，我們雖然可以製造「熱」，卻無法治療每一種疾病。這一名言是以一種對於「熱」的療效的認識為根據的，直到最近，人們才重新發現了其中一部分，然而卻還是沒有清楚地認識到它所包含的全部意義。於是，上文中所描述的那件事實便是可以理解的了：那些少數癌症自然痊癒的病例中（也就是說，沒有醫療的輔助的情況下），大多數都是由於生了另外一場高燒型的疾病（多半為「丹毒」），才得以康復的。熱消除了癌症疾病的那種僵化冰冷的傾向。所以，在醫療時人們一再試圖將熱投入癌症的治療中。然而，這在技術上並不是那麼簡單，而且主要的是在癌症晚期這種做法幾乎還是不可能的。但是，這絲毫不能改變一件事實：在此，存在著一種基本上的治療的可能性。

從這種二極化的疾病過程的認識中，還衍生出另外一個結論，它具有深遠的意義：透過阻止一種輕微的，高燒型的疾病，反而可能會助長一種更為嚴重的「冰冷型的」疾病的產生。因為當今很多事物都可以被製造出來，而且我們也有高效的退燒藥可以使用，人們在利用一切的可能性來降低溫度的同時，卻沒有考慮到熱度在此的意義，也就是說，一種急性的、無害的發燒型疾病，也許正是生物體在試圖阻止日後的一種更為嚴重的、慢性的或者可能會導致死亡的疾病（比如說：癌症）的產生。這一點，在很久以前就已經被證明過：與其他患者相比，癌症患者在其發病以前，實際上，只有三分之一出現過發燒型的疾病，尤其是兒童疾病。⑵ 有鑑於此，考慮到發燒將會改變日後疾病傾向方面所具備的意義，那種當今幾乎普遍實施的、一貫性的壓制發燒的做法，同時給身體帶來一種隱性的後果。某些疾病出現的那種「難以解釋的」惡化狀況，在經過科學研究之後發現，常常可能恰好為另外的、與其對立相反的疾病找到解決的辦法。

從上述對疾病事件的「對立相反」的思考方式中，可以在病理學和療法（以及其他等等）方面得到獲益良多的結論，並且認識到：

健康不是出現于生物體完全沒有發炎和硬化的傾向之時，而是在於*這兩種對立相反的力量是否達到了一種平衡狀態*。

從這種對於健康和疾病的根本的觀點中，還得出另外一個結果：我們所描述的那二種疾病的傾向（發炎和硬化症）都是人類才有的，如果沒有了這些*傾向*，人類是不可能健康的活著，也就是說，正如溶解那樣，凝固也是必需的。如果生物體沒有了硬化的過程，那麼人們就不會有骨骼和牙齒；從另外一方面來說，如果沒有了溶解過程（它是與炎症出現的可能性緊密聯結在一起的），那麼人們可能就無法生長和再生，因為「舊的」物質無法被消除掉，於是那些嘈雜的體內「廢物」（譯注：指人體組織或消化道新陳代謝過程中的廢料）就會使人們持續不斷的生病。這二種傾向是否含有一種導致疾病的意義，那要取決於時間和地點，也就是說，它們是在什麼時間以及什麼地點出現的。

在此得出的另外一個結論是：生病的能力，是屬於人類本質的，而且對於人類來說，生病可以是一種助力。由此，疾病就獲得了一種意義，而這一意義卻在今天被人們完全否定。*對於人們來說，疾病傾向的極端體現就是生病*，那就是說，疾病是一種太過片面的或者不合時宜的傾向所產生的影響與結果。這種發展是依據人們的生活環境而定的，因為心魂是受到靈性的控制（更確切的說，它應當受到靈性的控制），所以說，疾病歸根結底是一個靈性上的、並且是一個特別為人類所有的問題。因此，不能將疾病視為一種懲罰，而應該是把它看作是警訊，疾病是身體為了改變一些事情所出現的調整過程。而疼痛是一種保護，所以原則上疼痛是很有意義的，這一點我們不難看清楚，比如說，如果沒有了疼痛的感覺，人們可能根本不會察覺到燙傷，從它的延伸意義上來說，這一點也同樣適用於疾病方面。

疾病有其意義和任務，它「促使人們更能成為自己」，並且在更高一層的意義上使人成為「真正的人類」。魯道夫·施泰納說：「做為人類，如果我們可以不生病的話，那麼我們也將不可能是有靈性的生物；因為只有透過我們擁有的那種會生病的可能性，我們才能成為有靈性的生物」。

當然也存在一些外來的作用可能會導致疾病，比如說，有毒物質，事故，壓力等等，而與這些外來作用同等重要的是，生物體如何對這些外來作用做出反應。與一個健康的人（也就是身體處於一種平衡狀態的人）相比，同樣的損害，將會在一個敏感的或虛弱的人身上留下更嚴重的後果。因此，疾病不僅僅是一種人們只能任其擺佈的狀況，而是在要求人們必須做出一些調整，也就是說，人們應該為此狀況做些什麼。

這一切之所以出現，正是為了疾病和療癒的根本目的。這無論如何都需要生物體的努力，所以生物體會因為這個狀況而需要做一些休養。

治療的本質

那種最簡單的治療過程，相信每個人都一定經歷過。讓我們設想一下，皮膚因為受傷而裂了一個傷口，於是人們便將傷口的邊緣彼此縫合起來，然後等幾天。這一段時間裡，在傷口邊緣的中間會長出新的組織，它使傷口的兩邊黏連在一起，並最終使這兩部分緊密地接合起來，過了一段時間，這個傷口就會重新癒合，也就是說，它是透過一個小傷疤被治好的，裂痕不見了，皮膚又重新恢復了平整。而骨折時，原則上也是出現同樣的情形：一根骨頭折了，它現在是「斷掉的」。也就是說，疾病首先是以分離的形式出現，而治療是存在于重新恢復健康的過程中，那也是一種新的、將分離的部分結合在一起的連接形成的過程，現在這種連接要比之前的更緊密得多，這一切都具有非常深遠的意義。

這種治療是「從身體自身」開始的，也就是說沒有外在的幫助。因為縫合一個傷口或者上石膏，都僅僅只是為治療提供了準備條件，而並沒有達到治癒本身的目的。如果人們認為，這種高度複雜很有意義的過程，是不受控制而自行進行的，那麼再也沒有什麼是比這種想法更愚蠢的了；更確切的說，在生物體內一定存在著一種看不見的、更高層級的原則，那種充滿智慧的療癒過程是受到這高層原則的監管。毫無疑問，這個高層原則是與生物體的生長力連結在一起，而又超越了生長的力量，因為皮膚和骨骼雖然必須重新長在一起，但是生長本身還不是治癒。在此，正如Paracelsus（譯注：帕拉塞爾修斯，約西元1493年—1541年，中世紀瑞士醫生，煉金術士，占星師）所說，是「內部的醫生」在起作用。在今天，人們雖然還在談論「自癒能力」，然而人們卻沒能真正理解這個概念。

身體裡的那些個別的細胞是從何得知，自己的生長應該在什麼時候停止？生物體的每一個細胞，是不應該被理解為彼此孤立的個體，而是應該作為一個生物整體，總是一起表現和工作。歸根結底，在治療的過程中涉及到的是，那種貫穿我們生物整體的生命原則，比如說，在生長的過程中，這個生命原則使一種原先毫無次序的或者彼此沒有差異的細胞堆，進而成為一個生物體。這種治療的過程是生命和生長的力量的一部分，這些力量貫穿了每一種生物。在人智學的人文科學領域，這種超自然的組織原則被稱作乙太體或者生命體。生命本身就是超乎自然的力量，我們只看到它的表像，而沒有看到它的本質。正如我們想要去感受那些存在於超自然領域裡的力量（電和磁）那樣，想要直接的感覺到這種生命過程，但是我們卻也同樣不具備足夠的身體感覺器官。

在很早以前，人們就已經非常準確地覺察到，生物體自己的療癒功能和醫生發揮的作用之間存在的那種區別，人們常說「醫生治療，自身療癒」，醫生治療，也就是處理，醫生也只是幫助人們提供了療癒的準備條件，而人們本身才能實現其療癒。（在一些現代的語言中，治療和療癒之間存在著的細微而又很重要的區別，根本就無法再被表達出來了，它們只有在拉丁語言中還被非常清楚的區分開來。）

治療方面的現狀

今天，病人可以從醫生那裡得到高效用的藥物，而且有些藥物，他們不憑處方就到處都買得到，這些藥物產生的結果是，它們「有效的」消除或者緩解了疼痛、發炎、便秘、胃灼熱、恐懼感等症狀。這種藥的效果雖然大多是很迅速，但是卻不持久，所以才會有很多人一直在持續不斷地服用相關的藥物，疾病並沒有因此而得到治癒。這種效果只是涉及到症狀，而沒有涵括其背後隱藏的那種真實的疾病，所以說，人們所提及的是一種症狀上的效果。在身體出現輕微的不舒服或者疼痛時短暫的服用藥物，這當然是無可厚非的。然而病人常常會習慣於那些藥物，以至於他們相信，沒有這些藥物就不行，更確切的說，是他們不再願意或者不能夠再撐下去。

是否一種藥物是在症狀上起作用，或是對疾病成因起作用，這常常是無法輕易地判定。一顆止疼藥片可以一貫如此有效地在症狀上起作用，那是因為疼痛不是疾病，而是疾病的一種症狀。

在使用其他藥物例如抗生素時，對於其效用的判定，則取決於人們對於疾病的本質的認識：如果人們把細菌看作是疾病產生的原因，那麼它的效用就是針對原因的，也即是針對疾病成因。如果人們將其僅僅視為疾病的一種症狀，那麼它的效用便只是症狀上的。

在此，人們可能會表示異議說這是從理論上來劃分效果，而重要的是病人可以恢復健康。但是，這一看法並沒有說中事實，如果細菌是疾病產生的原因，那麼只要清除這些細菌，人們就會健康起來。如果人們不把細菌看作原因，而是將病因歸咎為生物體的話，那麼清除細菌的做法就和治療毫不相干了。實際上，越來越多的事實顯示，疾病這個問題並不是與細菌密切相關的，而且清除了這些細菌也絕不表示就會健康起來。其實並不是將抗生素使用於人們身上，而是用抗生素來處理細菌，透過使用抗生素，人們阻止了細菌的生長或者將它們殺死，同時按照人們心中的理想，以為沒有對生物體造成影響。所以，細菌及其敏感度也受到了測試，但生物體的敏感度卻沒有受到測試。抗生素的使用，甚至是不取決於對象是何種疾病。於是，肺炎，膀胱炎或者足部膿腫等，也就是說，一些完全不同的疾病，都可以用同一種藥物來治療。要決定使用某種藥物，只不過是看是否存在有同一種病原體，只要人們瞭解到細菌的存在，它們的生活方式，敏感度以及其他訊息等等，人們使用同一種藥物來治療完全不同的疾病，這一實際做法也是可以理解的。

但是也還有一些其他不同效用的藥物。比如說，一個人的胃酸太少，於是可想而知，就給他補充這種酸，以此他可以重新恢復「正常的」狀況。在老年人身上，比如說，腺體在使用的過程中變得有些虛弱了，人們可以透過提供這種腺體的提取物，或者透過相應的人工合成製劑，來彌補這種腺體的功能不足。再比如說，荷爾蒙治療，也是屬於這種療法。眾所周知地，人們將這種補償方式稱之為替代療法。這種療法的使用有時也是必要的，它甚至是可以救命的。為此，我們舉糖尿病患者的情況為例：透過給這些患者提供他們所缺失的胰島素，他們的新陳代謝就可以恢復正常，以至於它幾乎和一個健康的人身體的代謝功能一樣；在那些對生命造成威脅的危急情況出現時，也就是所謂的糖尿病症的昏迷狀況，透過輸送這種荷爾蒙，就可以成功地迅速消除這一狀況，否則的話，可以相當確定地說，這種狀況會導致死亡。然而，就算是給糖尿病患者供應胰島素的方式做到最好，也無法將其醫治好；實際上，這個病會終身陪伴著他。

那些針對症狀可以迅速且有效地發揮作用的藥物或者替代療法，雖然可以消除或是壓制某些疾病的症狀，（因此在這層意義上是起著正面的作用，它們甚至可以挽救生命），但是這卻沒有直接的實現一種療癒。與這種治療息息相關的一件事實就是：當今的人們雖然確實是比以前的人活得更久一些，但是卻更常生病而且也病得更久！這一點，在本文的最初就已經指出來了。今天，有非常多的人，為了可以工作或者根本就是為了活命，他們必須要終身或長期服藥，我們無論如何也不能說（儘管人們願意）這些人是健康的，即使他們看起來可能好像是健康的（比如說糖尿病患者），雖然透過補充荷爾蒙、維他命以及其他等等，人們甚至可以創造出最佳效能（比如運動員賽前非法使用興奮劑）。

當今醫學中許多令人印象深刻的、種類繁多的挽救生命的手術，都是由上述這些藥物的使用而產生的。所以今天人們認為醫學已經到達了一個從來沒有過的巔峰。當然，保住生命以及減輕疼痛和苦惱，這是屬於醫療技術的任務。但是，醫生最重要的任務是：將人們療癒。

治療是如何進行的？

今天人們在描述和說明一種疾病的時候，是以病理學和解剖學的事實為出發點，也就是說，人們是以一種身體的變化作為基礎的。至於是什麼導致了這種變化，這一問題卻在大多數情況下都沒有得到解決。這種思考疾病問題的方式，合乎了現在的時代潮流。比如說，長久以來，人們將體液的改變視為是疾病產生的決定性因素（體液病理學說）。然而，人們可以更進一步去問：在生物體中，是哪一種力量的改變導致了體液的變動或者那些在細胞中的變化？透過人智學的人類學觀點，便有可能準確的理解這些力量，人類生命的過程正是以這些力量為基礎（以太體），而且這些力量也是與人們的心理緊密聯繫在一起的（星芒體），以及靈性的作用（人類的自我）可以深入影響到物質中去。借此，人們可以清楚地認識到那些由疾病引起的身體紊亂，它們原是以完全不同的方式表現出來，而人們卻是只透過一種藥物就想要控制它們。

從人文科學的概略研究中可以得出，比如說，當一個人的身上，「錫的過程」是錯亂的時候，它不僅會以肝臟功能紊亂的方式變現出來，而且還會在軟骨組織上出現一種缺陷，這一缺陷可以導致某些關節疾病的產生。這樣一種金屬過程的作用也可以造成人們的形態紊亂，甚至深入影響到人們的思維結構，要在治療上運用這一過程，當然需要對此做深入詳細的研究，由此也可產生一些以往還未實現的，在治療方面新的可能性。

與此相關的研究也同樣適用於其他金屬過程或者礦物過程。為了理解它們的作用，弄懂這些相關物質的本質是必需的，正如要想理解不同的抗生素的作用，就必須去獲得一種對於細菌的認識那樣（見上述的例子）。然後人們就可以弄清楚，為什麼一種特定的物質可以掌控如此不同的事物，比如生病的肝臟，關節的退變，甚至於一個人的性格，這些正如在「錫的過程」一例中所描述的那樣。

因為立基點不同，所以也不可能將化學療法的一些

「成就」和這種治療方式來做比較，而這種治療對於疾病的看法和目的也是全然不同的。有一個十分重要的區別就在於，是否從生物體截取了反應，或者說，反應被替代了；還是生物體受到了激發，以至於它自己（重新）學習了反應或是獲得了自己控制細菌的力量，諸如等等。在前一種情況下，人們被繼續排除在疾病之外，而在後一種情況下，人們成為所有醫療努力的重心。任何一種從生物體上僅僅是截取下來的疾病反應，都不可能做到這一點，在這種做法之下，人與疾病的關係被分開來。但事實上，疾病是在要求人們去做些什麼，比如說，在發燒的幫助下，去增強其免疫系統，或者要求人們做某些改變，比如說，戒除一種習慣（像是吸煙），甚至是需要人們改變其全部的生活。

在此，就涉及到命運的問題，這個問題與疾病有著密切的聯繫。*它是屬於人文科學的主要成果，在這裡，疾

* 見書冊 Nr.143：奧托・沃爾夫：「命中註定的疾病」，拓展醫療協會，75374 Bad Liebenzell.

病和帶有人們個體性的命運之間存在的那種聯繫，被清楚地顯現出來，這就要求人們不僅必須要認可人類死後的存有，而且還要肯定人類生前的存在，也就是指人類靈性生命的轉世。人類生病的能力，其實最終也是一個靈性層面的問題，這個問題，無論是從純粹的科學層面來說，還是單純地透過心理方面的研究，都是無法解決的。

當今在治療上的思維方式，有些過於偏袒和陶醉於許多藥物的那種迅速又深入的效用，進而將這一效用當作是一個標準。然而在此，生物體的反應狀況，以及疾病的出現是否是為了日後的生活而具有某種目的性等等，這些問題都很少受到人們的重視。醫生和病人們，更多的是被那些一時的效果所迷惑，而沒有想到這樣會帶來何種後果，比如說，這可能會導致一種受到壓制的病徵的出現。但是透過一種延伸的疾病觀點，比如說，人們如果可以認識到：發燒，以及其它的發炎反應，對於人們來說（在其極限範圍以內），可能不僅僅是意味著一種危險的出現，同時對於人們的整體發展而言也是一種助力，它們可以改變人們的整體體質，以及扭轉那些可能在很久之後才會顯現出來的疾病狀況。我們前文中所描述的發炎和硬化症之間存在的極端相反的兩極性，使得我們可以準確地認清這種交替作用。正如先前所述，疾病意味著分離不和，首先是失去了平衡狀態，這是每一種疾病產生的前提基礎，但卻常常被掩蓋住了。醫生的任務，正是去揭示那些發生錯亂的情況，並且對其進行重組。只有當病人處於自己能夠掌控疾病的這些過程（疾病過程導致了一種過多或是過少，也即是一種分離，一種不平衡狀態的出現）的情況之下，才可能達到療癒的地步。於是，透過與疾病進行的鬥爭，生物體「學習」到一些東西，即生物體已經明顯的或不明顯的變成另外一個樣子了。在這一過程中，絕對不能沒有病人的積極參與，這並不是說，治療過程本身可以直接地被病人有意識的參與治療所影響，重要的是人們整體的生活狀況以及生活態度，這對於生物體及其治療反應來說，才是起著決定性的作用。所以，當一個病人沒有參與其中，或者甚至是違背了他的意願的情況下，他雖然可以「被治療」，甚至是「被改善」，但是卻沒有被療癒。

同樣，幫助一個人減輕痛苦，要比去療癒他，來得更容易些。

當今大部分的治療措施都是建立在短期成效的基礎上，所以，現代醫學其最大的可能性就是在於控制那些急性的疾病。根據Jores所著的「慢性病患者 — 現代醫學仍未解決的問題」*(1)*一書，他對此種做法便是持反對意見的。

這些慢性疾病中的一大部分，尤其是慢性的發炎性疾病，就是沒有醫治好原有的疾病所帶來的結果，也就是說，是一些受到抑制的急性疾病所帶來的結果。另外一大部分退化類型的慢性疾病，比如說癌症及其他等等，是一貫性的壓制每一種發燒型的疾病而產生的結果，如此一來，我們前文中所描述的、疾病兩極傾向的那種平衡，就被大幅度地偏移了。對於醫生來說，為了達到治療的效果，藥物是必不可少的輔助工具，藥物幫助病人克服疾病出現的那些危機。但是許多藥物也只是減輕病人的困擾，或者是站在病人的立場上來處理問題，於是藥物自己使血壓或者發燒降下來，或殺死了細菌等等。而真正的療癒方式應該是為病人「指示出」健康的反應該如何進行，而不是去強迫病人的身體做出反應。所以，治療的標準並不是「一種藥物是否可以快速且深入的使發燒降下來，或者它是否能夠消除另外一種症狀」，這一觀念對於生物體來說是非常有意義的，甚至是必要的。更有意義的是，給生物體機會，讓它自己去控制反應，去掌握整體的狀況，以至於，甚至高燒的出現，也就不再是那麼令人感到「急迫的」了。這一點，透過適當的治療方式是一定可以實現的。在醫生的手上，這些治療方式所發揮的作用便是：引導病人對抗疾病，並且幫助病人去克服疾病，與此同時，病人身體的那些過度的反應也只不過是被局限起來而已。在此，有一個治療上的基本的原則，那就是：病人身體的那些過度的反應，比如像一次非常高的發燒，只能是被局限在一個適當的範圍之內，而不能完全或者強行被壓制下來。我們知道，只要是達到足夠高的劑量，一顆平常的安眠藥就可以讓每一個人入睡，而至於失眠的人為什麼會睡不著，對大多數的人來說也就無關緊要了，像這樣的做法，失眠的原因本身並沒有被關注到。而治療的方法應該是「教」他，如何才能重新入睡，為此就需要瞭解他當時失眠的原因了。失眠的原因是多種多樣的，所以治療它的方法也應該是各式各樣，甚至在生物體有充足準備的情況之下，這些方法也可以非常迅速的發揮效用。而在這一「學習」的過程中，常常涉及到的是對於一種能力的掌握，這絕對不是做過一次就可以達到的事情，而是只能透過練習。所以，真正的治療方法就像是「老師」。

從這層意義上來說，這種治療方式的特徵就是：將病人看作是身體、心理和靈魂合而為一的一個整體，並且使生物體處於自己重新恢復的和諧的狀態。這種治療的效果是在生命和靈魂的層面，而且它高於所有的物質層次之上，是屬於那種絕對有創造力的力量的領域，也是在治療的過程中被喚起的，借此，疾病所引起的偏離，在生物體身上實現了一種改良過的新秩序。治療就是重建人們的神聖的化身；為此，治療方式就是工具。於是人們便可以理解，為什麼希臘的哲學家Herophilos將治療方式稱之為「諸神之手」了。

不言而喻，隨著這些治療方式的投入使用，便產生了廣博的人類觀念的基礎，正如我們前文所描述的那樣。建立這一基礎的途徑便是：深入到對於礦物，植物，動物以及人類的本質的認識。在此涉及到的不僅僅只是已知的知識，而是能力的發展和掌握，並且藉此過程進入更高一層的合乎宇宙法則的世界中，人類正是它的一部分。*(3)*這絕對不是要去否定或者鄙棄現代醫生的那些技能，而是要將它作為其它醫療知識和療癒可能性之外的一種工具來使用。用這種方式，就有可能將當今的那種片面受到科學影響的醫學，延伸到療癒藝術層次。

尋求療癒方法

無論是從歷史上來說，還是依據目的和作用點，人們都可以區分四種不同的藥物發現的類型：

1.民間醫藥，自然療法

在古時候，所有的人都曾經在遇到某些特定的疾病狀況之時，使用過一些經過詳細分類的藥用植物。人們是從何得知植物和疾病之間存在的這些關係和聯繫的呢？今天的人們相信，當時的人們只是單純的試用過這些植物。那是不是應該說，現在我們擁有更為精確的診斷和觀察的可能性，所以我們就應該更容易去發掘出這些關聯性呢？然而，正是那些現代科技對藥物進行的測試顯示出，想要真正的瞭解植物和疾病的這些關聯性是多麼困難的一件事，但是不容置疑的是，那些療效就是存在於植物之中。今天也還有許多藥物，比如說，治療心臟疾病的藥物，是從植物中萃取而來的，人們自古以來就已經使用這些植物，比如毛地黃，山楂，鈴蘭等等。而人們今天拋開了那些所謂的高效物質（譯注：指酶，激素，維他命等），使藥用植物更豐富，並且將它們標準化。早期的人們也已經熟悉了這些植物，並且知道這些植物有一種可以引起興奮的作用，也就是說，它們含有咖啡因。雖然在當時大約有70種植物被證實含咖啡因，但是現在透過化學的分析，卻沒有發現任何一種植物含有足量的咖啡因，可以達到引起興奮的效果，這應該是人們先前的學識中還沒有瞭解到的事情！實際上，在幾百年以前，所有的可用作毒品的植物也早已為人們所熟悉，如果人們認為，這也應該是透過「嘗試」才能被發現的話，那簡直就太荒唐了。如果今天人們還是仍然固執的堅持這一觀點的話，那麼，這是因為人們依據其習以為常的思考習慣，所以想不到還有其他別的東西了。

古時候的那些採售草藥的老者，一定不具備那種有目的性的觀察以及將其進行精確的分析利用的能力，更明確地說，是他們有一種不同的意識狀態。這些採藥人一看到藥用植物就會有「感覺」，就像他們遇到一些相應的疾病狀況時那樣，他們直接地感受到植物的靈性生命，以及它們以此所發揮的效用。類似的情況是，動物一般也不會去吃那些有毒的植物，牠們甚至於在生病的時候，常常會自己去找醫治自己的植物。動物是處於一種朦朧意識和本能的階段，而經歷到牠們所遇見的那些植物的本質，而且可以感覺到那些植物是令人討厭的還是討人喜歡的，以便於動物要避開它們還是要去找尋它們。在早期，有一些人擁有與此類似的能力。隨著現代那種日益盛行的清晰的思想意識，人們便失去了這種本能（某些個別的人需要更久的時間才能具備這種能力），這種結果是與自由的發展有關聯的。基於人們想要察覺到生物和植物的本質，還有它們與人類之間的關係為何，自然療法和生物醫學仍為此在繼續做著各種不同的努力。

比如說，在很早以前，人們就曾竭力捕捉一種藥用植物的效用而為此提煉做出一種「精華」。如此人們為這種配製出來的物質命名，是因為它應該是包含了那種「存在的物質」，像是植物的本性。但是，今天人們僅僅把「精華」抽象的理解為一種含有酒精的萃取物。人們當然也有使用毒品，而且非常清楚在使用毒品方面，最重要的是劑量問題，也就是說，所給出的毒品的量，起著決定性的作用。人們以前就知道，正是某些有毒的植物也常常可作為藥用植物來使用，而且這些「毒品」是否是有針對性的被投入使用，那就要看醫生的技術了。

2.化學療法

隨著化學的盛行與發展，人們首先是嘗試去分析植物的「內含物質」，然後，再用人工合成的方式來仿製這些有效物質，並且將其做些改變。之後，人們還研究了一些至今為止在自然界中並不存在的物質的效用，這些物質是透過化學合成的方式被製造出來的。因為就算是在今天，也還是不可能從一種物質的化學分子式中立即看出它所有的效用，因此人們用動物實驗進行測試。現在當人們成功地透過任何一種物質使發燒或者血壓降下來，或是減輕了疼痛等等之時，就會繼續不斷地改變這種物質直到它的性情變得比較平和時，然後就把這種物質應用在人們身上。然而無庸置疑的，在人類和動物之間存在著很大的區別，所以將動物實驗中獲得的那些結果轉而用於人類身上，這種做法始終都是有很大的問題，而且它也只能在一個非常有限的範圍內才行得通。這是由事物的本質決定的，而與研究、測試或者試驗（時必須遵守的）規則的精確性無關。在此，眾所周知的「停止反應事件」就是一個例子，這個事件中的物質，**沙利竇邁（Thalidomide，譯注：又名反應停、酞咪脈啶酮）**，是研製抗菌藥物過程中發現的一種具有中樞抑制作用的藥物，曾經被用作抗妊娠反應藥物在歐洲和日本廣泛使用，投入使用後不久，即出現了大量由沙利竇邁造成的海豹肢症畸形胎兒，歷史上將這一事件稱為停止反應事件。），在沙利竇邁使用於人類的身上以前，人們就已經在動物實驗中對其進行了徹底地測試，儘管如此，還是在人類的身上發生了胎兒畸形的異常現象，而這在大部分被測試的動物身上是沒有出現的。這一結果，只有在事後才能被人們發覺。尤其是，透過動物實驗，人們只能看到一些症狀上的效果，所以用這種方式，是無法實現我們所說的那種療癒。人們用這種方法發現的物質，雖然有些具有重要又深入的效果，但卻也因此而阻斷了人們去發現疾病的真正原因和洞察真正的療癒方法。

3.順勢療法

大約在1790年，Samuel Hahnemann（1755年-1843年）醫生研發出一種「尋求療癒方法」的辦法，也就是後來人們所熟知的「順勢療法」。（Similia similibus curentur，類似的事物應該透過類似的事物來治療），這一療法的原則其出發點是在於，一定的物質，比如說植物萃取物，會在人們的生物體上引起一定的現象，這個現象就類似於某些病象，也就是所謂的「藥物測試圖像」。假如現在有了某種疾病，於是人們可以將相關的物質（這種物質會在一個健康的人身上引起那種「表現型」），以最少的劑量，並且經過高度「稀釋」之後，提供病人來治療其疾病。所以說，在順勢療法中，病象和治療方式是一致的。這就表示，對於行家和能手而言在診斷的同時就有了治療辦法，即從相關的症狀圖像出發，並且知道，這一病象也就相當於某一種治療方式。然而，這種療法絕對不單只是一種症狀療法，恰恰與此相反，因為它看清隱藏於症狀背後的整體紊亂，而不是只看到症狀而已，症狀只是中心思想，而非醫治點。

現今，順勢療法這一概念，一般的語言表達法都將其詮譯為藥物，也就是，依據「震盪稀釋（藥劑）方式（見下文）」而製做出來的藥物。「類似原則」是順勢療法的重要準則，然而，還有許多其他治療措施是以這一原則為基礎的。非常確定的是，在寒冷地區，人們自古以來就有在使用一種方法，比如說，當他們的手指或者耳朵處於凍傷的危險之時，為了把手指或者耳朵給冰凍起來並再暖熱它們，人們會用雪來塗抹！這也就是說，他們用*寒冷來對抗寒冷*：這也正是順勢療法的原則。這一療法喚起人體去認識到一種危險，並且為此去做些什麼，在我們所舉的這個例子中：人體會將增強的血液輸送到那些出現凍傷危險的部位。

當今人們的思維模式只是固著於一種反方向的思考，「依據邏輯」，人們必需用*溫暖來對抗寒冷*，這也必然是非常有效的，但是如此一來，人體是被剝奪了某種能力，而不是受到了醫治。發展的悲劇就在於人們片面地固著於單一的原則，而無視于兩種原則並不是*互相排斥*的，反而是，在正確的使用下可以成為絕佳的*互補*。

歸根結底，每一種「刺激身體的療法」，以及許多變通措施，都是屬於順勢療法的做法，因為這些刺激對於人體來說，通常是很小的負擔但卻有著重要的意義，它們的目的就是：使人體活躍起來，也就是說，使人體透過抗爭而變得更加強壯。

那種與疾病相關的「適合的」藥物，是與病象全然對等的。這就是說，人體的疾病，以一種變換的形式被做為藥物，開給人體做治療。這一藥物若以純粹的形式給予，它可能會加重病情。但是以一種配製好的、震盪稀釋的形式，反而可以治療疾病。因為它已經不再是一種物質，而是一種被轉化的作用力量。

這些是以「形象化」的形式，向病人展現出自身的「缺失」或者不足，以及其他問題等等，無論如何，這都是人體的疾病原則，並因此而激勵病人去與他的疾病做抗爭，也就是說，特地將人體的力量用於克服疾病之中。一旦人體為此做好了準備，或者說是進入了備戰狀態，那麼在與疾病做抗爭的過程中，人體正是在學習去發展它所缺失的那一部分。為此人體需要有某種程度的準備，就像我們所說的自癒能力那樣，這不是只取決於人們的想法或意願。從根本上說，這是對於人體及生命力的一種要求，而不是在強迫人體。疾病並不是借此而從人體被剔除掉，而是人體被要求去展開自身的醫治工作。

這種方法是與前文中所論及的化學療法根本相反的，在這種療法當中，病人的身體自己介入事件之中，不管人體是願意或不願意，都會產生確實的療效。安眠藥「完全可以肯定」（譯注：譯自德文一詞「todsicher」)是有效的。那種被強迫的睡眠是否會逐漸演變為死亡（譯注：譯自德文一詞「Tod」），這也「只不過」是一個劑量上的問題而已。與此相反，一種順勢療法上的安眠藥物，一定不會那麼「有把握的」（譯注：譯自德文一詞「sicher」）發揮作用，但是它卻可以在正確的選擇之下，教會人體去「找到」睡眠。

Hahnemann醫生是透過將自己視為健康的人，並在自己身上使用了金雞納樹皮之後，獲得了一些發現。他用了這種藥物之後，身體開始出現一些狀況：腳、手指頭及其他部位變得冰冷起來，脈搏加快，心慌並心跳不規律，好像全身都不是自己的了。他就將這種狀況解釋為病象，而這種狀況是他早已熟知的，正如人們患了瘧疾時身體所出現的那些症狀那樣。他從中推斷出，這種藥物會引起他以往生病時所出現的那種狀況。因此，人們應該可以用某種特定物質來處理某種生病的狀況，而這一特定物質本身就是會引起這種病象，但是以其震盪稀釋的形式卻可以治療疾病。

也就是說，需要去找到疾病和物質之間存在的那種類似關係。在順勢療法中，是透過在健康的人身上進行藥物測試研究的方式（它將導致「藥物圖像」的出現）來找尋類似物的。在將近200年的時間裡，人們用這種方式，已經針對幾百種植物、礦物和動物的毒液進行研究想要得知其是否具備治療的能力。

這種發現治療辦法的過程，正是順勢療法的一個訣竅；另外一項訣竅就是配製：如果人們用與一種疾病的狀況相應的藥物（也就是說，該藥物會引起這種疾病的狀況），若以濃縮的藥物形式給病人服用的話，那麼它應該會導致疾病狀況惡化。

順勢療法的絕妙手段就在於，將那種會導致病象的藥物開給病人，然而不是以一種純粹的實質藥物形式開給病人，而是特別經過調配，即「震盪稀釋」過後的形式給予病人。

這一藥物調配過程是如何進行的，也就是說，一種物質是如何轉而成為藥物的？

Hahnemann將這樣一種原始物質（比方說，一種礦物，像是硫磺；或者一種植物萃取物，比如像顛茄或是動物的毒液）的配製方式稱之為震盪稀釋。其方法就是，在一份的原始物質中，拌入或是加上九份的「介質」，也就是指水、酒精或者乳糖來稀釋。再從這裡面取出一份來，配以九份的介質，依此類推下去。這樣的話，其稀釋的程度就以1：10的比例，一再被重複調配。於是就出現了「十進制的震盪稀釋程度」（譯注：譯自德文一詞「Dezimal-potenzen」, 拉丁文中，decem就等於10），在順勢療法中，是用D1, D2, D3等等來標示它們。

也就是說，與D1相對應的濃度是10%。

D2相當於濃度是 1%。

D3 ... 0.1%。

D4 ... 0.01%。

依此類推下去。

如果人們將一份的原始物質配以99份的介質的話，那麼與之相應的稀釋程度便是1：100（拉丁文中，centum就等於百分之一）。人們把這種配製叫作「百分之一的震盪稀釋」，並用C來標示。比如說，在法國，通常人們是使用「C-震盪稀釋」，而在德國，人們較喜歡用「D-震盪稀釋」。

作為醫生，並且是一位知識淵博又訓練有素的自然科學家，Hahnemann完全清楚，起決定性作用的步驟不是「稀釋」，而是「震盪稀釋」或者「動能化」，正如他稱之為「力量的發揮」或是「力量的釋放」，這是在拌入或者加入介質的過程中得以實現的。他講到「這些活躍起來的力量，首先是對生命的原則造成影響…。為了特殊的目的，順勢療法中的治療手法，發展出原始的物質其內在的、靈性類型的藥效…」也就是說，重要的並不是那些少量的、可能依然存在的原始物質分子，而是在於「…借助於這種高度又再高度的活性化，它最終完全轉化為一種靈性層次的藥效，而且變得不一樣了。」

在閱讀Hahnemann的著作時，人們感覺得到其原文在表達上的困難。他完全清楚，少量的原始物質仍可能存在於一種高度的震盪稀釋程度中，但它們與藥物的效果是不再有任何關係的。他顯然欠缺了適當的概念將他確實所發現的那些情形描述出來。在使用藥物時，發揮效力的是力量，而不是物質。他將其稱之為「靈性類型的力量」，也就是說，它們不是真正的靈性，然而也不再是物質。他把靈性釋放的這種過程叫做「動能化」，「震盪稀釋」，人們大概可以將其翻譯為「力量的施展」。

當然，人們今天通常是利用力量或者說是能量來進行工作。但是，在此總是與機械的或者電力的領域非常有效力的力量有關。人們雖然知道，從某種特定的物質中可以釋放出巨大的能量（原子彈，原子能發電站），然而，可以說這幾乎是涉及小分子物質的領域。而我們所討論的事物動能化的過程中所釋放出來的那些力量，確定是與這一領域不同的。所以說，如果想要去證實經過震盪稀釋的藥劑的效用是與電力領域的電磁波相當，這將會是徒勞無功的。我可以理解「靈性類型的」這一概念對於現今的人們來說是模糊不清的，就連靈魂，心理，以及身體（也都是非常不同的一些力量）之間存在的區別，至今都還沒有被大家清楚的領會到。但是很明顯的，對於Hahnemann以及與他相同時代的人來說，這些秩序至少是憑直覺可以感受到的。

Hahnemann絕對沒有認為「稀釋」起了決定性的作用。稀釋只是為了達到目的所使用的手段，並不是最重要的：但「人們依然每天聽到那些順勢療法中的藥物只不過是被叫做稀釋劑，因為它們正是其自身的反面，這就是，自然物質的真實展現，以及隱藏於物質內在的本性之中的那些特定的藥效被顯露出來，這些是透過摻入介質而發揮效力的，在此所借助的那種非藥物的稀釋介質，只不過是被附加進去的次要條件。稀釋本身…在此應該只是單純的水；用水來稀釋食鹽，食鹽便消失其中，但絕對不會因此變成「食鹽藥物」，但是透過我們精心調配的動能化過程之後，它便提升為一種令人欽佩的力量。」*(5)*

關於療效，他寫到：「不是那些確實經過了動能化的藥物的實體微小顆粒…」而是「從藥物物質中…釋放出來的一種特定的效用，這一效用…是針對生物整體發揮其動能化的作用，而且它所包含的物質量越濃，在經過勢能化之後就會變得更加自由和無形。」*(6)* 因此，可以完全明瞭的是，透過震盪稀釋而被釋放出來的那種藥效，是特別依賴原始物質的。例如，從硫礦中當然可以釋放出一些力量，這些力量一定是不同於其他經過震盪稀釋的物質，像是磷、鐵或者顛茄的效力。力量的世界，也正如物質的世界那樣，是多種多樣，各自不同的。

也就是說，順勢療法中的藥物，不是直接依照一種分子的化學反應而發揮其效力，而是「靈性類型的」作用於生命原則這一領域，這是超越那些物質反應之上的！換句話說：它喚起生物體的力量（這些力量在相關的病象中受到了阻礙）重新活躍起來。它不是像化學療法所力求達到的那樣，代替了身體自身的反應來發揮其效力。順勢療法是作用於生物整體，也就是說，生物體沒有被排除在外，而是參與治療的過程中。

如果今天依然有人提出異議，認為高度的震盪稀釋劑（準確的說，是D23以上的）中，已經「不再含有任何東西了」，也就是說，其中不再含有任何原始物質的分子，依實際情況來看，這種說法確實是對的。於是這些人從中所得出的結論是：所以其中可能也沒有什麼藥物的效果了。這一推論是源自於一種偏見，認為只有物質的材料才可以發揮效用。事實上，在高度震盪稀釋的過程中，涉及到的是力量的效用，這力量透過震盪稀釋，從原始物質中被釋放出來。但是，這些力量不是存在於無生命的、物理學上可測量到的那一領域（一種唯物主義的思維方式，在徒勞無功地試圖將其理念灌注於這一領域之中），而是「靈性類型的」自然力，這是Hahnemann給予的中肯的名稱，並且在身、心、靈的領域非常有效用，也就是說，是存在於超越物理學事件層次之上的那一領域。

當今有非常大量的相關研究，而依據順勢療法的原則來高度震盪稀釋過的物質的效果，不僅僅是在醫療方面，而且也透過植物的生長試驗和動物實驗方面（包括那些統計學的方法在內，）得到了明確的證實。

在此，要特別提到Pelikan(7)(8)的研究工作，其中他研究了震盪稀釋過的銀或者鉛硝酸鹽對於小麥幼苗生長造成的影響，以及震盪稀釋和單純稀釋的結果之間存在著不同效用。透過這些研究工作及實驗證實了：

1. 在其生長的軌跡上形成了自己獨特的風格，這是取決於所震盪稀釋的那種原始物質（銀或者鉛）。個別的震盪稀釋程度的最大值與最小值之間存在著顯著的差別。

2. 事實上，震盪稀釋不等於稀釋。至關重要的是當時所實施的震盪稀釋步驟的次數，而不是取決於剩餘的殘留物，也不是看原始物質的「濃縮物」或者「濃度」而定。

4. 人智醫學的治療方式

魯道夫・施泰納（Rudolf Steiner）創立了一種新的而且完全不依賴以上那三種方式的尋求治療方法的構想。這種新的治療方法，是以博大精深的人類概念為基礎，是從人智學中，經過了人文科學的研究而產生出來的。

人類和大自然經歷了一種清楚可見的共同發展，因此人類和自然界（譯注：指動物，植物和礦物）之間顯然存在著相似的本質，這些皆是屬於人智學中的人文科學的基礎知識。在進化的過程中，當人類的祖先發展為人類的階段時，自然界逐步地從這一過程中沉澱了出來 ，這一觀點是最為古老的人類資產之一，正如諸多神話所描述的那樣，而且在歌德（譯注：Goethe，德國戲劇家，詩人，自然科學家，文藝理論家和政治人物），奧肯（譯注：Oken，德國博物學家），卡魯斯（譯注：Carus，羅馬帝國皇帝），以及其他歷史人物的著作中，也都可以找到如此一說。魯道夫・施泰納用現代的方式，使得研究人類與自然界之間的關聯成為可能。人們可以像研究一個人的本質那樣，透過它們的表現、特性和其他等等，來探索植物、動物或者礦物的本質。人們可以穿透其靈性含義層面，這是每一個物質事物所依賴的基礎。絕對沒有哪一種物質和任何有生命的物質，是不擁有這個基本存在的智慧的，這個基本存在的智慧就像物質那樣，也是各式各樣的。

「於是，人們可以擺脫那些單純嘗試和實驗的做法（無論是否有借助於任何一種物質或者藥劑）。依據人類器官的平衡關係，我們清楚地認識人類這個生物體；而依據其建構和分解的力量，人們認清了大自然。現在，人們已將治療技術發展到了可親眼看見的程度，因此人們不會因為統計數據已經證明的某種治療方式的效果是有益的，就因此只用這一方式。人們知道，透過認識人類和大自然，才能更精確的在個別案例中，將一個自然界的產物其中的自然發展過程改造為治療因素，也就是說，對於人類的器官來說，涉及到的是那些建構和分解的力量。」（R.Steiner）*(9)*

人們用這種方式來研究大自然，於是某些植物、礦物或金屬，與人類的器官及其過程之間存在的那些關聯性便顯露了出來：比如說，人們可以自問，怎麼會從一顆卵細胞中形成差異性那麼大的各個器官？區別就在於，它們是基於不同的刺激力量，這是人們在大自然中也可以清楚看到的、真實有效的超自然力量。這些力量在生命的領域裡發揮作用，而且被描述為超越塵世的、形象化的力量，並與Hahnemann所說的「靈性類型的」力量有些類似。這些力量一旦作用在人類身上，便形成了一個器官；作用在大自然中，就產生了一種植物、一種金屬或是礦物。人類與自然界之間的那些連結，其中某些關聯性從遠古時期直到中世紀都還為人們所熟知，比方說，金和心臟之間的關聯，或者鐵和膽的關係；植物和器官之間也是存在著關聯性的，比如蒲公英和肝臟，以及其他等等。這種類型的知識遺失已久，現今只能透過一種新的方式來重新發掘它們。我們可以從進化史來理解這些關聯性，因為所有密切相關的器官，和植物及物質的形成，都是出現在同一時期的，也就是說，發生於遠古的地質史時期。雖然人類透過其所必需的個體化過程從大自然中分離出來，但是，人類確實始終與大自然保持著可見的近似關係。人類反映出大宇宙中的小宇宙。

出於對大自然中的那些超越塵世的力量的認識，及瞭解到透過這些力量而產生的身體發展過程和自然發展過程（或者更確切地說，是器官和物質）二者之間的息息相關，人們便可以利用一者而在另一者上發揮效用。因此就有可能，用這種方式去激發生物體自己的生命發展過程，亦即治療過程。透過那些在大自然中發揮效用的力量（比如說，在一種植物中存在的生命力），可以直接治療受損的器官，而且可以激發器官的重建過程。不言而喻，在利用大自然與人類之間的這種關係時，涉及到的僅僅是一些自然物質。雖然人工合成的物質，甚至可能擁有非常深入的效果，但它們與生物體、與人類之間卻沒有任何內在的關係和本質上的相似之處。所以，它們的深層影響（後期的作用）是無論如何都無法被看清楚的，所以只能透過測試查出來。出於這個原因，人們也就無法預言這樣的人工合成物質的效果，因此便將它們投入動物試驗中進行測試，但是，從試驗中得到的那些結果，不可以全部轉而用於人類的身上，而是頂多關係到某些個別的症狀而已。

從大自然與人類的關係中發現的那些藥物，是激發人類的生物體或者各個器官的基本發展過程，而不是針對某一個症狀像是發炎或細菌感染。是一個器官或者生物整體，典型地在其功能上起了反應。人們絕對不可以從某一個孤立的器官上來理解這種效果，而只能從整個生物體全面來看。

同樣，無法只透過一些可能是經過了複雜的工序製作出來的「高效物質」（譯注：指酶，激素，維他命等等）就確實地理解一種植物的效用，而只能基於與植物相關的本質來理解，這一本質是確實顯現於物質內部深處的。

植物本身就是一個整體，一個生物體。每一個細胞和每一種物質，都是透過這樣的生物體形成並體現出來的。一個孤立的物質，就不再是一個整體，也不再包含植物的本質，但是也許一種真正從植物製作出來的萃取物，比如說一種「精華」，還含有植物的本質（見前文）。

然而，這種藥物也不是透過簡單的加法來把二種或者更多不同類型的物質相加而得到的。事實上這種藥物比有效物質的數量還要多更多，藥物本身就是一個生物體，這是藥劑師必須要首先保留的一個藝術品，它是如何獲得自然力的，這一點，只要透過適當的措施，這也是藥劑師可以達到的。在製作這種藥物時，必須以器官的整體性為出發點，而不是從其「物質組成部分」開始。

實施療癒方法的新途徑

為了能夠適當的發掘相關的原始物質如礦物、植物、器官，或者動物的毒液，要來利用它們的力量，並且使之與人體內的各種過程相符，因而人智醫學有著不同的藥劑學上的方法，來補充當今人們所熟知的那些操作方式的不足（比如，萃取，煎煮等等）。透過針對某種植物中所包含的活性和力量效用的方法，來補充那些僅僅是針對物質事件的「濃縮」或者萃取「有效物質」等等做法的不足。

自古以來，人們就會利用不同的溫度等級來發掘一種植物的各種不同療效。比如說，新鮮的植物比較有利於提煉一種冷的萃取物，而乾燥的根或者硬的外皮，則就需要一種煎煮的過程。然而，在此涉及到的不僅僅是植物的「內在物質」和一種相應的高「萃取量」，而是透過這種製作方式來實現對於人類的器官系統的駕馭。這一點，特別是在逐步提高的加熱過程中（也就是烘烤、碳化、灰化）是很有可能達到的。在這裡，根本涉及到的是一些中世紀的化學技術過程（譯注：即中世紀的煉金，煉丹之術），只要看清這一基礎，就可理解它們。比如說，一堆灰燼，不僅僅是一些不同的鹽類的接合，而是經歷了某一特定過程使得物質相互聯結。在人類的生物體中，與灰燼相應的是呼吸過程。人類的呼吸過程，類似於那種充分燃燒的過程。所以，人們可以利用「灰燼藥劑」在人類生物體的相應過程中發揮其效力，特別是在呼吸系統和肺方面。於是，透過挑選不同溫度的方式，可以獲得相關的植物藥劑對於人類器官功能的一種駕馭。

藥劑學中的方法，是源自於魯道夫．施泰納，這種方法是透過植物來發掘礦物或金屬。在土壤中添加進來相關的金屬鹽之後，再以堆肥的方式對這植物進行處理，繼而不斷地重複這一過程。借此，金屬不僅可以活化起來，也就是說，變得與生命過程相符。而且透過植物，它們變成了「植物性的金屬」，因而可以作用於那些與此植物有關聯的部位或器官之中。這種類型的藥劑，比如有Urtica dioica Ferro culta（譯注：異株蕁麻鐵劑）, Cichorium Stanno cultum*（譯注：菊苣錫劑），以及其他等等。在植物的選擇方面，最重要的是取決於某種植物與那個要發掘的金屬之間存在有多大程度的內在關係。

眾所周知，蕁麻是一種含鐵植物，它含有相當多的鐵，但這不是最重要的，更重要的是可以將某種物質充滿於一種植物之中的那種功能。但這也可能完全只是一些植物中的沉積物質，也就是沉澱的物質，而這些物質，對於新陳代謝來說，以及從治療意義的角度來看，都是沒有價值的。這一點，透過研究相關植物的本質就有可能看清楚。實際上，蕁麻能夠非常巧妙地與鐵打交道，它不僅僅

* 原本的那些名稱Ferrum per Urticam（譯注：異株蕁麻鐵劑）以及Stannum per Cichorium（譯注：菊苣錫劑），字面上就清楚地表達出，在此重要的是金屬的效用。但是，通過聯邦（譯注：即德國）的立法，這些名字就必須被改了過來：

原本的名稱：	新的名稱：
Ferrum per Urticam	- Urtica dioica Ferro culta
Stannum per Cichorium	- Cichorium Stanno cultum

還有更多其他的藥劑也是同樣的情形。

是將鐵吸收進來，而且將鐵帶入一種與它自身的脈動相符合的狀態；即蕁麻完全受到鐵的本質的影響，因而具有它那會刺人又有攻擊性的個性，這就顯示出它的那種好鬥的「火星-鐵-脈動」（詳見下一章節金屬療法）。

鐵，在人們的生物體中，有著極其多種多樣的功能；其中一項便是它的重建作用。人們如果想要激發出這個作用，那麼就可以利用藥劑Urtica Ferro culta*（譯注：蕁麻鐵劑）來實現它。人們今天已經知道，不同的金屬鹽可以起到非常不同的作用。若所發掘出的鐵的活性越強，生物體也就越容易吸收鐵。但是，現在涉及到的不僅僅是鐵這一物質，最重要的是生物體能夠與鐵「打交道」的那種能力，蕁麻就是特別有這種能力。人們在蕁麻生長期間，就以適當的方式，用鐵對蕁麻進行處理，這樣所激發出來的正是那種與鐵打交道的能力。這種能力，就是人們可以隨後利用相關的植物來作用於人體的那種能力。也就是說，在此，重要的不是在於補給物質的鐵上，而是取決於激發蕁麻與鐵打交道的那種動力。

再者，膽的建構脈動也是與鐵有密切關聯。但是，人們怎樣才能使鐵作用於膽的建構脈動而不是作用于身體重建的方向呢？為了達到這個目的，一種做法就是利用某種與膽有關係的藥用植物，比如說，Chelidonium即白屈菜。如果人們以適當的方式，用鐵對這種植物進行處理的話，那麼就可以將鐵的力量引導到膽的建構過程中，這種相應的藥劑就叫做Chelidonium Ferro cultum*（譯注：白屈鐵劑）。

肝的建構，是以一種特殊方式與錫的力量聯結在一起的，這一點我們之後再做詳細的論述（詳見金屬療法一章）。這會以非常不同的方式來顯示它的效力。人們還是可以再次透過某種藥用植物來引導它，像是蒲公英對肝臟的重建過程就有非常顯著的作用。如果人們利用錫，以一種適當的方式來處理蒲公英，那麼這一效力還會更加強大，如此得來的藥劑就叫做Taraxacum Stanno cultum**（譯

** 舊的名稱： 新的名稱：
Ferrum per Chelidonium - Chelidonium Ferro cultum
Stannum per Taraxacum - Taraxacum Stanno cultum)

注：蒲公英錫劑）。

人們可以用菊苣來影響肝臟活動的「後期的」階段，菊苣生長的鼎盛時期是在夏末和秋季，而且開的是藍色的花，不像蒲公英是開黃色的花，這些「特徵」具有深遠的意義。不過，如何才能正確地識得這些特徵，那就是技術上的問題了。原始的那些類比推論法，比如說，心形的葉子對心臟很好；腰子形狀的，就應該適合於腎臟；以及其他等等，事實證明，這些只不過是一種完全無知的想法。更確切的說，應該是要透過這些不尋常的現象來獲得植物的本質，並且在人類的生物體上找到它的相似之處。因此，人們可以利用一種與之相應而製作出來的藥劑 — Cichorium Stanno cultum（譯注：菊苣錫劑），這不是作用於肝臟的重建方面，更確切的說是用來激發肝臟的排出以及其他方面的活動。

人智醫學也常常（不是絕對）利用震盪稀釋的過程，震盪稀釋的做法是源自於Hahnemann（見前文）。人們今天在常見的藥劑學中沒有使用這種方法，甚至是根本就不重視這種方法，之所以會出現這種狀況，那是因為人們只是按照化學上的，或者更確切的說是依照物質分子的意義來思考問題，因而無法認識到其他不同的作用方式。

如果當今的醫學否定順勢療法藥物的話，那是由於上述的偏見而出現的現象。人們試圖透過「安慰劑效應」（譯注：沒有療效，僅產生心理作用的藥劑），對心靈上強烈影響的作用，以及一些其他離奇的「解釋」，來取代震盪稀釋物質的那些有目共睹的治療效果。當今的物質概念，是不足以去理解震盪稀釋的過程，因為人們沒有準確地看到靈性和物質之間的聯繫。現代的人們當然有理由要求去理解他們所做的事情，但是，一個人的行為方式卻不應該被另一個人所抱持的有限理解限制住。更確切的說，現代人的任務，尤其是研究人員應是借助於事實而形成一些與之相應的概念。

用相對少許的經驗，就已經有可能（經過親自目睹後）確實相信高度震盪稀釋的一些驚人的效果。這種類型的效果大多是非常持久的，也就是說，通常治療顯示出沒有任何其他類似的藥物或者方法可以達到這種效果。這種治療方式被人們刻意完全放棄掉，這是當今醫學的悲劇，也是病人的損失。

然而，準確診斷出徵狀才使用這種藥物（譯注：指高度震盪稀釋之藥物）是非常必要的，否則的話就毫無效用了，這一重點，其實適用於所有的藥物。其類似物越是精確，則效果就越迅速顯著，於是，生物體就完全與這一藥物協調一致，或是變得特別敏感起來。但是，這也同時存在著正確使用這種藥物的困難性，使用這種藥物之後，所產生的作用必須正是與順勢療法上的藥物圖像相符合，或者如同從人文科學的研究中所得出的實質圖像那樣。不過，如果人們將一種與女性的生物體（尤其是在其更年期時期）保有相當獨特關係的藥物，用在年輕的男性身上來做「測試」，想要如此得知這藥物是如何發揮其作用的話⑽，那麼，人們可以輕易地「證實」它是無效的。針對順勢療法藥物所進行的那種不切實際又沒有科學根據的「測試」，證實了人們對於順勢療法藥物所持的偏見，人們帶著偏見來著手解決問題，並且相信，一切事物都可以從自己的立足點來做判斷，這是在專業領域裡非常有能力的研究者的一種荒誕錯誤的做法。

而人智醫學，涉及到的是治療技術的拓展，這包括了一切存在的事物，而且由於認識到這一切與人類的關係，而相應的運用在治療方面 ，或因而有意識地放棄某些做法。人智醫學藥物的適應徵象和運用的實行，並不是像順勢療法根據藥物圖像的相似性，而是根據從物質的研究中（或者更確切的說，是從植物的研究中）以及對疾病「過程」進行的研究中得出的實質圖像。

槲寄生*和癌症

由於認識到一種植物和一個疾病過程之間存在的關聯，魯道夫·施泰納指示出，槲寄生可以作為治療癌症疾病的藥物，關於這一點，魯道夫·施泰納給大家建議了一些藥劑和使用的方式。於此期間，醫生們也繼續在這一基礎上研發出治療癌症的藥物。用此法研製出來最為有名的藥劑便是Iscador**。

之後，人們有了非常多實驗的以及臨床上的經驗。*(11)* 因為這種治療方式已經獲得了大家廣泛的認同，現在我要簡短地講述一下這種治療方法的原則，從這一原則中人們

* 槲寄生，槲寄生科植物，莖和葉子可入藥。常綠小灌木，通常寄生於各樹木。亞洲北部及歐洲均有分佈。英國用此植物作為聖誕節的裝飾。

** 其他一些基於魯道夫·施泰納的提示，從槲寄生中研製出來的藥劑分別是：Iscucin, Abnoba Viscum, Helixor, 和Isorel。

可以瞭解其作用的方式。期待一種如此沒有副作用的植物（比如像槲寄生），可以有效的治療一種如此嚴重的疾病（比如像癌症疾病），這看起來好像可能是一件非常大膽的事情。

「癌症」是基於什麼而產生的呢？眾所周知，癌症是涉及到局部的細胞增生。在人們還未察覺的時候，一個細胞不再是「正常的」分裂成兩個，而是出現了一種「野性」生長繁殖的細胞型態。這種生長不僅更加快速，而且這些新的細胞在其生長的同時是不會顧及器官或者生物體的整體性的。如果沒有受到任何介入的話，這種癌瘤便會繼續有損於生物體，生物體變得越來越虛弱且受到癌瘤及其轉移擴散的毒害，最終生物體將因此而死亡。可想而知，於是人們試圖將癌瘤切除，或用放射線治療及化學療法（也就是所謂的癌細胞抑制劑），希望能將這些野性細胞的活力殺死。所有這些介入方式似乎都是非常必要的，而且是合理的，但是它們卻會帶來嚴重的副作用。所以，在那些無法避免的損傷面前，人們始終必須要好好權衡這種治療的收益。不僅放射線，而且那些人們常用的治療物質都具有破壞作用，為了殺死癌細胞它們是要具備這樣的作用，因此，人們也要能容忍健康的細胞受到波及，也就是說健康的細胞也同時被殺死。現在，有一種在治療癌症時絕對不會有什麼特別毒性的植物，真的可以發揮如此強大的或者甚至是更加強大的效果嗎？重要的是，就連一些專業人士也弄不清楚這一點。

實際上，槲寄生的作用方式是完全不同於我們前文中所描述的那些普通的治療措施。想要確切的理解這一點，依照上述的那些論述，是不足以從其有效物質的角度來理解其效用，因為它的效用，歸根結底來說，是動能化的結果，植物也正是從這一動能化中生長出來的。所以說，人們必須首先熟悉一下這種植物的特性。

從槲寄生所顯示的特性中，人們就可以瞭解它的效用：槲寄生是一種「半寄生物」，也就是說，它雖然形成了綠色葉子的顏色，但是它卻無法像其他植物那樣獨自在地球上生存。它需要寄生在一個宿主也就是一棵樹上，作為半寄生物，在它的生命過程之中，它卻不會危及它所寄生的那棵樹。人們發現，槲寄生常見的宿主有白楊樹，蘋果樹和松樹；然而，槲寄生不會生長於山毛櫸和櫻桃樹，雖然蘋果和櫻桃是非常的相近。

槲寄生有著以下的這些「行為」，非常能夠反映出它的性格特徵：每一種比較高大的植物都是用其根部來指向地球的中心，且用其枝芽來朝著太陽的方向。而槲寄生的莖和葉子卻絲毫沒有朝向太陽的方向生長。它生長成一個圓形的灌木簇蔓佈生長開來，不去考慮地球和太陽的關係。槲寄生的葉子正面和反面是一樣的，這一點通常不會出現在比較高大的植物身上。眾所周知，槲寄生灌木簇常年都是綠色的，就算是在冬天葉子也不會掉落，也就是說它不會參與季節的週期交替。我們從這些特性以及許多其他的特性中可以看出，槲寄生與空間和時間之間，以及與地球之間，都是沒有什麼關係的。

因此我們瞭解，槲寄生顯現出它與光之間的那種特別的關係。絕大多數的植物都必須在黑暗中發芽，雖然有些植物可在有光線的情況下發芽，但是槲寄生則是必須要有光才能發芽。否則的話，槲寄生的葉子在隔絕光線的情況下會變黃，這種情形是槲寄生不喜歡的。在槲寄生身上，直到其枝條裡（人們將槲寄生的「根」稱之為「枝條」Senker，它們生長於寄生樹木的木質部分，所以不容易看清楚）都有著綠色的葉子的顏色，這一顏色只能在有光的情況下才形成。

而且，槲寄生與水之間也有著緊密的關係。它尤其喜歡生長於那些位於水車旁或者河床附近的樹木之上。槲寄生葉子所蒸發的水分量是其宿主葉子的蒸發量的六倍之多。

如果人們更加深入研究槲寄生的話，那麼它的本質的圖像就會更加清楚完整地呈現出來，然而，單是從這裡所描述的少數性格特徵中，人們就已經可以清楚地看到以下這些：槲寄生與地球之間是沒有絲毫關係的，而且它避開一切與地球的力量相關聯的典型事物。但是，它與含水量多的物體之間有著一種特別的關係，這並不是說，它將水分吸收進去變得像一顆番茄那樣含有大量的水分，而是它擁有那種對水分以及對生命力進行徹底全面塑形的能力。這種能力是與它那和光之間的關係聯繫在一起的，光正是那個在塑形過程中起到強烈作用的元素。關於這一點，人們通常只會想到生長於高山中的那些經過光線強烈塑形的植物，而不會聯想到那些在缺乏光線的情形下，未經塑形而蔓生的植物。

但是，以上所描述的和癌症有什麼關係呢？健康的生長，必須是不斷地受到引導和塑形的，也就是說，被保持在一定的限度之內。雖然癌瘤是有活力的（其實是太過有活力了），但是，癌瘤的生長過程，卻顯示出它沒有被充分地組織起來以及適當地被塑形。因此，癌症腫瘤是一個有活力的異物，它的生長是變異的，而且它的生命過程是對生物體有害的。生物體的塑形力量太弱，無法掌控癌症腫瘤的生長，也不能限制其生長。然而，那些塑形的力量，不是來自於細胞，是從生物整體而來。如果人們依舊只是在細胞中尋找那些力量，就一定無法找到它們。

在近些年，人們才針對生物體在這種關聯中的意義、及其防禦能力、識別異類生命的能力和其他方面，做了比較詳細的研究。現在，在免疫學的專業領域裡，也針對癌症做了越來越多的研究工作。於是，今天人們瞭解到，癌症病患的身體是無法辨識異體生命的，而且也不具備足夠的抵抗能力，也就是說，癌症的發生是一種免疫力的虛弱。遺憾的是，在今天，這種概念只被運用在愛滋病方面，這是非常片面的做法。

於是產生出一種新的治療癌症的可能方式：增強抵抗力。這是現今全世界都在進行的研究項目，這些研究的部分成果已經被實際應用在治療方面。直到不久的幾年前，「堅韌的毅力與放射線」（譯註：譯自「Stahl und Strahl」）被當作是治療癌症唯一可能的武器。但是，根據魯道夫·施泰納博士的建議，從槲寄生中研製出來的藥劑，自從大約1920年開始，就已經被一些受過相應訓練的醫生們運用在治療癌症方面。

在槲寄生中發現有二種不同的作用原則是結合在一

起的：透過一些新的研究發現，槲寄生中含有一些具備極其高效的作用物質可以抑制癌細胞發展，也就是說，與人們今天用來治療癌症的化學物質的作用比較起來，槲寄生的物質在細胞培育過程中可以更深入殺死癌細胞，或者可以阻止癌細胞的滋長。但是化學物質有著大家都熟知的缺點，那就是：它們會使人體的抵抗能力陷入癱瘓。

然而，槲寄生中的那些抑制癌細胞發展的物質，其異乎尋常之處就在於：雖然它們針對癌細胞，有顯著的、高度的、特別的效果，但是它們卻不會損傷那些正常的，也就是健康的細胞，而且，除此之外，它們還具有激發生物體防禦系統的作用，有一些實驗的書面資料都可以來證明這些作用。*(11)*

也就是說，槲寄生的無與倫比之處就在於，它不僅在針對癌細胞方面有高度的治療效果，而且還可以激發人的生物整體的抵抗癌細胞的能力，也就是戰勝癌症疾病的能力，一般人們總認為，這二種作用原則是互相排斥的。而事實上，到目前為止，除了槲寄生之外，也還沒有發現其他任何物質是可以將這二種作用原則結合在一起的；槲寄生所發揮的作用不僅是在抑制癌細胞的發展，也就是抵制癌細胞，而且在激發免疫力方面也很有效果，亦即，激發人的生物整體去防禦癌細胞那種「無法控制的」生命。槲寄生的這種不凡之處，原本就應該引起全世界的癌症研究人士注意，因為，它向大家展示了一條治療癌症之路，這是一條可以行得通的治療之路，而且也沒有大家所熟知的那些嚴重的、純粹是破壞性的治療缺陷。

在槲寄生植物中，一種重要的有效物質就是凝集素（譯注：Lektine，是一種對醣蛋白上的醣類具有高度特異性的結合蛋白）。透過凝集素來進行「針對腫瘤細胞的辨識，以及抗體和防禦細胞的組建工作」。

一段時間以來，已經得到證實的是：事實上，利用槲寄生可以激發生物體使免疫系統增強，來抵制異類生命。從非常多的臨床研究工作中得知，利用槲寄生來治療癌症，所涉及到的是一種治療的「方式」，這種方式不會像人們慣常使用的癌細胞抑制劑那樣給身體帶來損傷。使用槲寄生藥物，可以高百分率地實現真正延長生命的目的，它常常可以延緩腫瘤的生長或者使其生長停滯，有時甚至可以使腫瘤完全消失。*(11)*

尤其是，可以預先使用槲寄生藥物，來防止手術前後癌瘤的產生以及癌症轉移的出現，這一領域的研究尚未結束，在槲寄生中還存在著許多仍未被發掘出來的可能性。

因為癌症疾病是侵襲到整個人體的，所以單單使用最好且最有效的藥物，仍是無法戰勝疾病的，這一點，實際上適用於所有的慢性病和那些深入體內的疾病。要想徹底並且具有改變性地治療這些疾病，人們也還必須注意飲食和生活習慣，增加活動量，特別是藝術的治療方面，及其他等等。

人類的整體人格的和諧，亦即健康的發展，需要一個基本的因素，那就是藝術。藝術「不是生活中的奢侈附加物，而是人類有尊嚴的生存所必需的條件；它使得人類成為完整的人，而且使人類的文明獲得其完整的意義。不可知論（Agnostizismus）從人類身上奪走了那個真相，而這一真相要，且也是必須要，生存在藝術之中。」（魯道夫・施泰納）真正的藝術使人類能夠在地球上實現其使命，以及展現出其高尚的本質。然而，在今天，藝術的這項使命已經被大家部分地忘記了。而且並不是每一種現代的藝術努力，都可以在這種意義上發揮作用。

魯道夫・施泰納給了大家十分重要的啟發，使人們在藝術治療方面有了豐厚的成果。於是，便出現了一個新的職場「藝術治療」，它包括了繪畫、線畫、雕塑、音樂、語言創作，以及「優律詩美」（譯注：原文Eurythmie，是一種「優美的」肢體之間的和諧律動，是一種律動藝術，著重律動中的協調和對稱。）在這裡，治療時起決定作用的是病人的積極配合，而不是一種甘於承受的或一味接收的消極態度。從「優律詩美」（一種由魯道夫・施泰納創造的新的律動藝術）中，產生了「治療性優律詩美」，它可以全面性的，被運用在治療的激發方面。從人類形態的形成直至深入物質中，之所以得以實現都是源自於這種作用。人類的形成，是以那種富有創造性的創造力為基礎的，這一創造力也造就了聲音的產生。那些治療性優律詩美的律動形式，能夠促使身體各種功能與器官的生命過程對其作用產生回應。

典型的療癒方法 *

治療一些典型的疾病的藥物，是以一種完全新的作用方式為基礎的，比如像，Cardiodoron®，Hepatodoron®，Kephalodoron®，它們都是源自於魯道夫・施泰納的教導。這些藥物從外觀上來看像是混合物，然而它們卻不是。在這些藥物中，相應的植物或礦物，是以一種可以看得見的關聯性，彼此靠在一起，並透過一種製藥學的方法，接合成一個統一的整體，也就是說，它們不是一些可以被隨意補充添加的組合物或者混合物。在這些藥物中，是透過一種製藥學的製作過程，使植物和礦物的某種對立性達到了平衡的狀態，並且彼此接合成一個高度統一的整體。不是從某個特殊的疾病做為出發點，而是以人類整體或者單一器官或是某個系統的基本過程為出發點，這一構想正是這

* 詳見 Wolff, Heilmittel für typische Krankheiten, Stuttgart ② 1992。

些藥物所依據的基礎。所以說，這些藥物不是只針對某一種個別的、狹隘意義上的疾病症狀，而是涉及到某個器官的典型疾病群體；這些藥物促使某一器官在功能方面發揮其典型作用。以下一些例子應該可以呈現其意涵：

魯道夫·施泰納在人文科學的研究上取得的一項重要成果是：人類的生物體的三部分是「神經感覺」端，「代謝四肢」端，以及處於前二者之間的「節奏系統」。在此，是用一種動態的思考方式，借此可以形成對於健康和疾病的理解的基礎。一旦生物體中的那種動態平衡受到了阻礙，比方說，當新陳代謝過程占了壓倒性的優勢，以致於它們壓制了神經感官系統，那麼，這就可能成為偏頭痛產生的主要基礎。透過人智學而延伸出來的自然的思考方式，一方面可以在石英（譯注：即水晶，天然的矽酸）和神經感官系統之間發現一種內在的近似關係，而另一方面，也可在硫磺和新陳代謝系統之間找到類似之處。在這兩個系統之間起到調節作用的，就是節奏系統作為代表，人們已認識鐵，也可以看到血液中的鐵含量，以及整個鐵的代謝。透過適當的製藥學的製作方式，可以用這三種自然物質產生出一種剛好對準這三個過程的藥物：Kephalodoron®（在瑞士叫做 Biodoron®）。它絕對不是一種止痛藥，也不是作用於受到阻礙的「血管調解」本身，而是在動態平衡方面發揮作用，這才是導致那些病態現象的原因。也就是說，它不是從出現疾病結果的器官開始著手，而是作用在真正開始發生疾病過程的那個地方。

肝臟是生命過程（以太體）的主要器官；幾乎所有的生命過程都是在肝臟進行的，包括蛋白質代謝、脂肪代謝、還有碳水化合物的代謝。在很多語言中，生命（譯注：德文為「Leben」）和肝臟（譯注：德文為「Leber」）的這種關聯性，都被表達了出來。同時，肝臟也是保持最多植物本質的器官，即使深入到新陳代謝的許多細節部分，都可以一再發現這種關係。在植物方面，人們主要可以在葉子中再度發現其典型的生長類型。現在就有這樣一種植物，它可以非常有能力的對付糖分（眾所周知，糖在肝臟的代謝過程中起到顯著的作用）：就是葡萄。所以，人們使用葡萄的葉子，並且透過一種相應的製作方式，將葡萄葉與其他傳遞這種功能的葉子結合在一起，也就是草莓的葉子。與葡萄相比，歐洲草莓（譯注：多生長于森林之中）的果實展現出完全不同的面相，更確切的說，歐洲草莓的果實是針對蛋白質和蛋白質的建構脈動方面來作用。草莓葉和葡萄葉的這種結合，便存在於藥物Hepatodoron®之中。所以，這種藥物可以使肝臟的功能重新有效地發揮其典型作用。

為了確切地瞭解心臟，人們不可以只有片面的思考，而是應該將心臟和血液循環放在一起看待，形成一個統一的整體。儘管如此，出於一些顯而易見又方便的原因，有些臨時藥物則是非常確定將心臟和血液循環分開治療，有一些是作用於心臟，而另一些是在血液循環方面發揮作用，關於這件事和這些藥物，又在某些部分存在著相當大的區別。然而，人們可以理解那個較高層的原則，是包括了心臟和血液循環。當二者可以互相配合而達到和諧狀態之時就會出現最佳功能：血液循環沒有負擔過重，而且心臟可以用最好的方式來適應各種情況。

想要理解這些可能性和過程是有一些困難的，因為今天人們將心臟看作是運送血液的馬達和泵浦，而血液循環其特有的活動幾乎還沒有得到應有的肯定。[**]但是，如果從對於心臟和血液循環的擴大認識出發，人們就可以理解到，在櫻草和大鰭薊這二種相互對立的植物中，與血液循環和心臟活動之間存在著關係，透過一種擴大的認識，人們就可以觀察到這一點。透過第三種植物，天仙子，可以把前二種植物結合成一個統一的整體，由此而產生的藥物就叫做 Cardiodoron®。它既不是用來治療某一種心臟疾病的藥物，也不是一種「血液循環的藥物」，而是囊括了心臟的和血液循環的功能的整體性。人們可以把它稱為藥物，因為它會使得病態的功能重新恢復正常。

對於許多器官或者功能來說，都有著相應的藥物，

** 對此更多的詳細論述，請參閱 Husemann/Wolff 所著「Das Bild des Menschen」，Band 3，Stuttgart ④ 1993 一書中有關心臟之章節。

這些藥物是以同一個構想為基礎的：關於這一點，人們可以看到這些藥物的「新的」原則，它們不是針對某一種單獨的疾病或者症狀而言，而是為了一個器官或其典型功能著想。它們不是力求達到抵抗、減輕、或者阻擋疾病的效果，而是要積極地喚起器官或系統固有的功能和建構能力，這也是那些相關器官所依賴的基礎。所以，這些「典型的」藥物向人們指引了一條道路，它開啟了治療和預防方面新的可能性，而且真正地涉及到存在於生物體中的那些復原能力。

魯道夫·施泰納向人們指示了一項未來的任務，那就是，人們的工作應該「是與那種正在形成中的本質保持一致的，而不是與那些已經形成的特質做協調」。對於當今的思維模式來說，這一點是難以理解的，因為人們已經習慣於只考慮到物質，而沒有看到過程，主要是沒有考慮到有生命力的世界中那些過程，人們甚至還將這些過程歸因於物理的和化學的反應。

人們從植物中離析出來的每一種物質，每一種有效物質，都是已經形成了的物質，一種完成了的物質，現在，這一物質便不再受限於有生命力的植物法則，而只是其發揮效用的結果。當然，對於這些物質的運用，是必要的，也是合理的。但是一種新的延伸的方法，正在試圖認識那些在植物中發揮效用以及促使物質形成的那些力量，也就是說，它不是利用那種已經完成了的物質，而是利用其發揮效用的那些力量。正如帕拉塞爾修斯（譯注：Paracelsus，中世紀瑞士醫生，煉金術士，占星師）所要求的那樣，為了要認清其發揮的效用，「醫生要通過認識大自然這項考試」，就是必需的了。透過魯道夫·施泰納的學生們的努力，這些未來的可能性的最初階段，已經得以實現，例如像那些依據藥用植物的模式製造出來的藥物，這些藥劑有像是Solutio Ferri comp.*（譯注：複方鐵溶液）***，它是模仿了在蕁麻（Urtica dioica）中發揮效用的那種植物「過程」。同樣的，Solutio Siliceae comp.*（譯注：複方二氧化矽溶液），也正是與木賊（Equisetum

*** 製造商：Weleda AG, Schwäbisch Gmünd

arvense）的「過程」相符合，還有其他等等。魯道夫．施泰納所給的另外一項指示，在一段時間以來，已經有相當程度的實際應用了，那就是，在藥物的製造過程中，包含著一些無可比擬的力量。透過研究這些力量（植物的形成，是以這些力量為基礎的），便有可能以特別的方式來和諧的處理這些藥劑，使其繼續發揮作用。人們修訂了一些特別的製作程序以便來利用這些和諧的過程，使得那些無可比擬的建構力量對那些濃縮的藥劑產生影響，以至於提升其治療上的特性（例如： Rh-Präparate*）。

金屬療法

人文科學的療癒藝術的核心就在於：在治療上應用七種金屬，也就是，鉛，錫，鐵，金，銅，水銀和銀。對於這些金屬的使用，是出於認識到它們與人類生物體中的相應器官和「過程」之間存在著相似之處。這些相似點是產生於金屬和器官（或者說是，器官的過程）的那種宇宙的來源，更確切的說是行星的來源。從對於這些關聯性的古老且深刻的認識中，人們還發現了它們在名稱上的相似之處，比如說，Merkur，它是指一個行星（譯注：即水星），但是也同樣是在此已經列出來的一種金屬的名稱（譯注：即水銀，汞）。同樣，「Saturnismus」這個名稱，也指鉛中毒，或者Aqua Saturni也指鉛水（譯注：Saturn是指土星），這些都證明了，在古時候，人們就已經覺察到日月星辰（譯注：即天體）的作用，是如何與特定的金屬，以及這些又如何再與人類生物體中的相應作用形成密切關聯的。行星對於地球的作用，最終是存在於金屬之中。於此期間，經過大量的實驗證實的研究工作，人們已經可以清楚地看到這些關係。

在人類身上，行星的作用涉及到器官（或者說是，功能）的形成方面，也就是說，行星的作用始終存在於人體發展的過程之中：從一顆受精卵中產生出來的，不是一堆雜亂無章的細胞，而是一個精密的組織，而且是有著特定功能的生物體，這就是行星的作用，這是人們可以理解而且是可以清楚看到的。

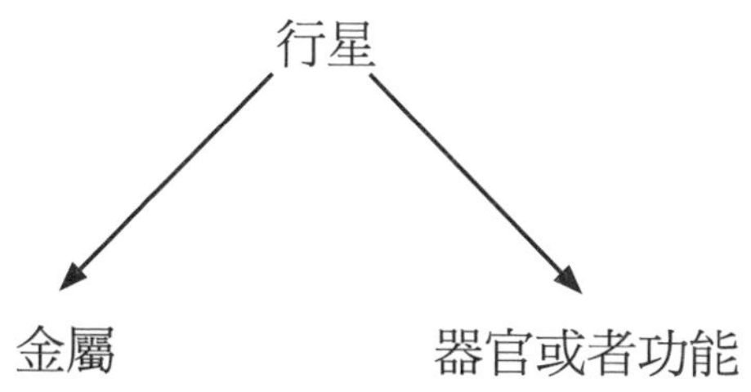

魯道夫・施泰納以一種適合當今思想意識的方式，從他的人文科學的研究出發，對行星、金屬和人類的器官（或者實際的「過程」）之間的那些關聯性做了新的描述。隨後，便得出了下列的分類：

行星	金屬	器官
土星	鉛	脾臟
木星	錫	肝臟
火星	鐵	膽
太陽	金	心臟
金星	銅	腎臟
水星	水銀	肺
月亮	銀	大腦

有了金屬的這種分類基礎，隨後就是要在治療上運用它們。但是，對它們的使用，必須要指示出：除了金屬與器官之間的聯繫之外，還存在著金屬與特定的功能之間的關係，這種關係涵括了整個人體。

一些物質，比如像鉛或者水銀，應該可以在人類的生物體內發揮一種巨大的作用，重點是這很難理解，因為確實在人體內還找不到足量的金屬來證明它的作用。而當人們可以在血液裡或者在器官中證實有鉛或水銀的存在時，那就往往是一些不受歡迎的異體產物。只有鐵和銅，在人類的身上起到實體的作用。更確切的說，是金屬的那種特殊的活性起著決定性的作用，這一活性是存在於物質之中來發揮效力與作用的。比如說，鐵可以較容易的顯現出來：不僅身體的過程，而且心靈的過程，都是與物質及其各自發揮效用的特性不可分割地聯繫在一起。而某些金屬，或者更確切的說，是元素，比如像鉛或者水銀，它們所發揮的效力和作用應該是始終純粹在活性化的領域。至於其他的金屬，比如像鐵和銅，就被歸入到物質的行列。在此，那些轉化是暢通無阻的。所以說，在治療上運用這些金屬時，大多都不太需要使用原金屬材料的劑量。在大多數情形下，人們若想發掘那些金屬的動能化作用，透過像是順勢療法的震盪稀釋過程，或者透過植物（植物化了的金屬，見前文）來發掘金屬那樣，就是有可能達到的。

到那時，人們才能獲得那種在發展過程中發揮效力的作用，這種作用是至關重要的。

如果我們不帶有成見的來觀察一個人（在一定的程度上，這種闡述也適用於動物），於是我們可以確定：這個人身上存在著一些過程，透過這些過程會產生出新的、有生命力的物質，正如那些主要在成長階段所發生的過程那樣；然而，同時也存在著另一個相反的過程：物質不斷地從生命的聯結中脫離出來，並且變得像礦物那樣是無生命的，正如人們可以在骨骼或牙齒的形成過程中看到的那樣。前者的過程，是進入到生命中去的，它創造出有生命力的物質；後者，即相反的過程，是從生命中離開，而進入到死亡的，它促使礦物化的物質產生。這兩種全然不同的二極過程，持續不斷地在人們的身上進行著。當然，在年輕時期，前一個過程佔據了優勢地位，而另外一個過程主要是在老年期居於支配地位，並最終導致死亡。

這二種過程，正是互相對立著的銀的和鉛其效力作用的體現。

從地球上看出去，最近的星球是月亮，於是作為月球上的金屬，銀在其動能化方面，具備了最接近地球而又超越地球法則的過程。這個過程指的就是生命的過程，這一過程在原則上實際是來自於宇宙。此外，這一過程的作用範圍是與銀的本質聯繫在一起的。所以，賦予活力和再生作用的過程（在廣義上，是重建的過程），是受到銀的監控的。這不僅僅是涉及到那些原本就有而且隨世代演化而來的器官的功能（通過月經週期還可以更加清楚地看出其與月亮之間的關係），而且也非常普遍地針對組織的再生發揮作用。

生命力只能在含水量多的領域裡發展起來，這絕不可能發生在固體和結晶體裡。因此，銀的效用的作用點，也幾乎與生物體的那種確實掌控含水量多的過程的能力是一致的。除此之外，月亮與地球的水分平衡之間存在的那種超越人類以外的關係，確實也是持續地為人們所熟知（比如說，潮汐作用）。

大腦這個器官的形成是受到銀的掌控，或者更確切的說，是受到月亮的掌控的。大腦是最早完成成形過程的器官，因此它是最老的器官。正因如此，生物體自身的建構能力就相對較早的、且幾乎是完全的從這一器官過程中撤退出來，就連神經細胞也都是在出生後不久就已經不再具備分裂的能力了，幾乎可以說是完全死亡的。所以，大腦行使的是一種鏡像反射，這同樣也是典型的銀的過程。由此可以產生對於生物體的覺察力。一方面，賦予活力和再生作用的那些二極的，也即是，互相對立的作用領域，和另一方面上大腦的形成，都是典型的銀的過程。

與銀對立的金屬是鉛，不僅在物理學和化學的特性方面，甚至在生物體發展過程的作用方面都是對立的。鉛會限制住生命力，透過鉛的作用，有生命力的物質將會轉入「礦物化的、固體的」狀態。由此，在有生命力的物質中發揮效用的那些超越塵世的力量，同樣也會被釋放出來並且隨後成為形成靈性過程的基礎。從對這種古老的認識中可以看到，與鉛相應的土星，被描述成死亡力量的起點。人類的骷髏就是其結果，也是死亡的圖像。人類有自由支配靈魂的可能性，這要感謝在人類生物體內發揮死亡作用的過程，這一過程必然同時使得有生命力的物質變得僵化，變成礦物化的固體或者漸漸死去。

如果在一個人的身上只有銀和鉛的過程在發揮作用的話，那麼他就只可能在生存和死亡之間來回擺蕩。而且也不可能為心魂上的作用提供基礎。為此，就必須將這兩種過程延伸下去。

那些透過銀的過程而「有了生命力的」物質，必須被使用於生物整體，而且不能獨立開展其生命單位，它們必須被引導至一個更高的功能，而會產生這種結果的過程是與水星一致的。自古以來，就已經看到水星其居間調節及聯繫雙方的力量。水星，即信使神（譯注：德文原詞「Merkur」，意為「水星」；「水銀」，還指羅馬神話中的墨丘利「商業神」，即為眾神傳信並掌管商業、道路等的神），在天國和人世之間居中調節，在高階的靈性存在體和人類之間，還有在其他不同的領域之間發揮調節作用。就這方面來說，它是一個原始的治療原則，因為很多疾病都是由於缺少了一種居中調節的作用而產生的：在一個部位，在某個物質或某個過程中，稍微太多了些，而在另一個部位卻是不足的。於是，就可能產生阻塞，水星（譯注：又指「水銀」）的「過程」可以解決這個問題，並且使之暢通無阻。所以，在古代，水星也是指商業神，因為商業神的任務就是：將物質從過剩的地方調節到物質欠缺的地方。從更高層的意義來說，這實際上是一種治療的活動，因此，在古代，水星同時也是治療之神。

從水銀的力量中形成的器官，是肺。肺在吸入和呼出的過程中調節著那些有生命力的和消亡中的力量。有了這種典型的人類和動物的呼吸過程，就為高階的心魂生命提供了基礎，這一生命是超越那種生物學上的、植物性的生命的。

鉛的過程掌控著生命物質轉入死亡及物質礦物化的界限，同時，正如水銀那樣，錫是處於一個高出了鉛和銀的那種對立作用的階段。在這裡，錫的過程，其作用範圍就不是那種固體的或是礦物化的狀態了；它們是半固體的狀態，這正是那些有機物質的典型特徵。眾所周知，可以從一種溶液中析出鹽，於是就從液體轉變到固體的狀態，在此，沒有任何中間階段或者逐步的過渡期。然而，在與生物體相關的有機領域裡，半固體的中間狀態是有著一切的可能性的，比如像粘稠的蜂蜜、濃縮肉汁、軟骨等等。一顆鹽的結晶體所體現出來的，不僅是死亡力量的結果，而且是顯示出物質的力量，這些物質的力量是在結晶體的形態中發揮其作用的，所以從結晶體的形態方面，大多就已經可以斷定是哪種物質了。與此不同的是，半液體的狀態是敞開著要來接納其他力量的作用，那些力量不是從這種物質的特性中產生出來的。這種有機物質的構造與成形，是透過錫的力量來進行的。

從錫的力量中形成的器官，就是肝臟。比方說，從肝臟的濃稠度方面來看，正是這種典型的半固體狀態。肝臟也是與水的調節息息相關的。所以，錫的過程也在水分平衡方面發揮作用，然而不同於在水銀的過程中的作用，錫的過程是以完全不同的方式來展現其作用：錫將水分重組起來，而水銀是將水分引入動態，比如像在發生阻塞之時。

透過第三種互相對立的作用，也即是銅和鐵的作用，那些透過上述過程所達到的效果和在物質方面所取得的成果，就被引入成熟和發展的階段，如此以來，生物體因而變得開放以便接受心理上的作用。

銅的作用，是在於新陳代謝的重建方面。但是，其作用不是在於創造有生命力的物質（那是銀的過程的任務），而是作用在「使其成熟」，這樣的話，物質就可以完全充滿人的心魂，而且靈性可以利用它們。那些透過肝臟的作用而有生命力的物質（而且也「只能」是有生命力的物質）還必須被改變為可以接納心理上的和精神上的刺激作用，這則是透過「腎臟系統的腎上腺」的活動來進行的，腎是與銅相對應的器官。透過銅的過程（這一過程是在腎臟系統發揮作用的），有生命力的物質「成熟」起來了，而且變得有感覺的能力。由此，人們便可以擁有一個心魂的軀體。

這七種金屬之中，鐵在生理學上的意義是最為人們所熟知的，因為它是以很大的量出現在物質層面。然而，鐵還有不同的狀態形式和作用，也就是鐵的非物質層面的純粹活性完美地滲透到物質層面，這個過程使人們認識到鐵對於人的意義何在。鐵是金屬的化身，也就是說，它確立了靈性和心魂與身體的那種必要的聯繫，它使人們的靈性得以出現在塵世。

透過鐵的過程，人們獲得了活躍性、勇氣和活力。從鐵的力量中形成的器官是膽，與火星有關 ，在此，人們認為，膽的形成的過程是來自於肝臟。

上述這三種二極的對立性，都是透過金而結合在一起，並且提升其作用。金是一種全面性的金屬，它以提升的形式，將其他六種金屬的本質特性集為一體。金是二極對立的中心，正如太陽是行星系的中心那樣，而且心臟也是整個人體的核心，在此，那些對立的二極性找到了平衡。由這種直接又真實的感受中，產生出金的優勢和重要性，它以和諧的方式，最大可能性的包含了二極對立性。

作為一種真正帝王般的金屬，金是人類和人性的發展道路和目標。

這七種金屬互相構成一個統一的整體，形成微觀的人類社會，人們也可以用這種方式真正地來理解它：這是宏觀世界的一種寫照。

金

和諧

銅　　鐵

賦予靈魂　　活躍性

水銀　　錫

居中調節　　掌控

銀　　鉛

生命力　　死亡

前景展望

在這個時代，我們的需求不可能是再去製造出更深入且更迅速有效的藥物；而應該是全面地認識那些疾病事件，並且從中力求達到真正的療癒。透過人智學延伸出來的醫學，正是為此提供了可能性。透過人智醫學，現代醫學的成就不但沒有被否定，而且其片面單一性也得到了補充。

「人智醫學，並不是來反對當今人們已經認可的科學方法來醫治疾病。原則上，我們是完全肯定這種科學的醫學。然而，我們認為現有的那些醫療方式，應該只是運用其醫療技術方面的措施，如此一來，按照它的原則和意義來說，就是高明的醫生。

我們只是針對人們當今已經認可的科學方法做了一些補充，添加了一些透過其他方法所發現的更多對於人類的認識，因此，我們不得不從這些對於世界和人類的延伸認識出發，來為醫療技術的延伸也做些什麼。

我們並不反對那些已經得到大家認可的主流醫學，但我們要對主流醫學提出一項異議，就是我們所提出的一些治療方法根本就沒有被運用來治療疾病。當有一種人不僅要求人們必須要肯定他的學識，而且還要求我們不可以表達超越他的見識時，在這種人面前，我們的嘗試可能在一開始就被否定了」（魯道夫・施泰納）。

1920年，魯道夫・施泰納為醫生開設了第一堂醫學課程，隨後還陸續有開設其他的課程，因為當時有一些醫生對依據人文科學上的認識所延伸出來的療癒藝術有著非常強烈的興趣。1921年，由女醫生伊塔・韋格曼（Ita Wegman）在瑞士巴塞爾（Basel）的阿勒海姆（Arlesheim）創立了臨床的治療學院。現在，這間專科醫院是以 Ita Wegman 的名字來命名的，它附設有一間實驗室，其任務就是：為人智學的醫生們製作那些特殊需求的藥物。德國斯圖加特（Stuttgart）與這間醫院有所聯繫，也有一些新的藥物透過實驗確認有效並製作出來。後來，這些製作藥物的場所就聯合成為「Weleda 股份公司」，它的總部就設在瑞士的阿勒海姆，而且幾乎在西歐的每一個國家都設有分公司。

今天，在世界各地都有醫生依據這種延伸的療癒藝術來為病人看診。這樣的專科醫院，在德國有四家，瑞士二家，荷蘭一家，以及巴西有一家。位於瑞士阿勒海姆的「Lukas 診所」和位於德國斯圖加特的「Filder 診所」，都有開設醫學訓練課程，定期為醫生舉辦三個月一期的入門課程（也有用英文和西班牙文授課）。在其他不同的地方，也都有舉辦進修課程和研討大會，在這些地方，從事人智醫學的人士們試圖去講解這種醫學的基礎和實踐經驗，並努力推動其發展與進步。

自從魯道夫．施泰納（譯注：奧地利哲學家，1861年2月27日 — 1925年3月30日）的生命結束那一年開始（1925），不論是時代的狀況或醫學領域裡的情形，都是片面地看待人類的問題（即，用拆開或忽略人類的靈性本質的方式來看待問題），這種片面觀繼續朝著急劇化的方向發展。時代的狀況已經越來越明顯地向人們提出要求：「人們不僅是在理論上要接近自然和靈性的力量，而且還要學會運用它們，借此，人們才能夠從這一靈性上的認識出發，在人們健康的和生病的狀況下塑造生命。隨著持續發展的文明，生命將變得越來越複雜。今天，慾望已經控制了許多心靈的最底層，在心靈的底層，人們可以發現生命生長的基礎，這一仍在形成中的生命已越來越複雜了，人智學首要是會考慮到這些慾望。而且，人們將會看到：人智學是以真誠的方式，要對文明的重建、成長和發展來進行共同工作，這是不同於現今生活中許多具有破壞性的方式。人智學不是疲乏的空洞言辭，而是要付諸行動去解決生命中的實際問題，人智學想要清楚地看見任何一個應該被看見的地方：這些見解與生命真正相符應，而且在任何一個生命中浮現問題的地方，人智學也都清楚地知道：自己是可以有所助益的」（魯道夫．施泰納）。⑨

魯道夫．施泰納的人智學，展現了一幅人類的精神圖像，從中也產生對於疾病的見解，它涵括了人類本質的全部。只有透過實際將靈性、心魂和生命三者相容並蓄的方式，才有可能賦予醫學更人性化。為此人們所需要的那些藥物，只有在努力達到其與人類的一致性之時，才能實現它們的意義。

參考文獻和注解

1. Jores, Artbur: Die Medizin in der Krise unserer Zeit. Bern 1961. Siehe dazu auch: *Kienle*, Gerbard: Arzneimittelsicherheit und Gesellschaft. F.K. Schattauer Verlag, Stuttgart 1974. In diesem Buche ist die Frage der Krankheitsauffassung und ihre heutige einseitige Behandlung aus-führlich dargestellt.

2. Eine ausführliche Darstellung und Literaturzusammenstellung zu diesen Fragen finden sich bei: *Husemann/ Woff:* Das Bild des Menschen als Grundlage der Heilkunst, Band 2: Zur Allgemeinen Pathologie und Therapie. Verlag Freies Geistesleben, Stuttgart⑤ 1991.

3. In diesem Zusmmenhang sei auf die grundlegenden Schriften von *Rudolf Steiner* hingewiesen (im Rudolf-Steiner-Verlag, Dornach):Philosophie der Freiheit (1894), Gesamtausgabe (GA Bibl. Nr.)4

Wie erlangt man Erkenntnisse der höheren Welten? (1904), GA 10, Die Geheimwissenschaft im Umriß (1910), GA 13, Praktische Ausbildung des Denkens (Vortrag 18.1.1909), in: GA 108, Gesundheit und Krankheit. 8 Vorträge (Themen aus

Gesamtwerk Nr. 10, hrsg. von O. Woff, Stuttgart③ 1992).

4. *Habnemann, Samuel:* Organon der Heilkunst, 6. Aufl. § 270.

5. *dto.*, Anmerkung zu § 269; kursiv im Original.

6. *dto.*, § 11; Anmerkkung.

7. *Pelikan, Wilbelm* u. *Georg Unger:* Die Wirkung potenzierter Substanzen. Philosophisch-Anthroposophischer Verlag, Dornach 1965.

8. Pelikan, *Wilbelm* in: Potenzierte Heilmittel.Verlag Freies Geistesleben, Stuttgart 1971.

   Pelikan, *Wilbelm* in: Evolution und Heilmittel. Sondernummer der Weleda-Korrespondenzblätter für Ärzte 79/1971,S.94 ff.

9. *Steiner, Rudolf:* Was kann die Heilkunst durch eine geisteswissenschaftliche Betrachtung gewinnen? Arnheim, 17./21./24. Juli 1924 in: GA 319.

10. *Martini*, zit. bei Stiegele, Alfons: Homöopathissche Arzneimittellehre, S. 37. Hippokrates-Verlag Marquardt & Cie., Stuttgart 1949.

11. Eine Zusammenfassung der Arbeiten findet sich bei: *Wolff*,

Otto (Hrsg.): Die Mistel in der Krebsbehandlung. Verlag Vittorio Klostermann, Frankfurt 1975. ③1985.

12. Ausführliche Darstellungen bei: *Wolff*, Otto: Therapie mit Metallen. In: Evolution und Heilmittel.
Sondernummer der Weleda Korrespondenzblätter für Ärzte 79/1971, S. 118 ff.
Husemann/ Wolff: Das Bild des Menschen als Grundlage der Heilkunst. Band III: Zur speziellen Pathologie und Therapie. Verlag Freies Geistesleben, Stuttgart ④1993.
Pelikan, Wilbelm: Sieben Metalle (siehe Ziffer 11).
Mees, Leendert F. C.: Lebende Metalle. Stuttgart, 2. Aufl. 1983.

13. *Kolisko, Lilli:* Sternenwirken in Erdenstoffen. Stuttgart 1927, 1929, 1932.
Faussurier, Andre: La Nature et le Language des Formes. Supplement au Bulletin Nr. 2/1970 de l' Association europeene d' agriculture et d' hygiene biologiques «Nature et Progres.»
Fyfe, Agnes: Die Signatur des Mondes im Pflanzenreich. 1967; Die Signatur Merkurs im Pflanzenreich, 1973; Die

Signatur der Venus im Pflanzenreich, 1978; Die Signatur des Uranus im Pflanzenreich, 1984; alle Stuttgart, Verlag Freies Geistesleben.

Pelikan, Wilbelm: Sieben Metalle. (①1952) Philosophisch-Anthroposophischer Verlag, Dornach ③1968.

14. *Steiner, Rudolf/ Wegman*, Ita: Grundlegendes für eine Erweiterung der Heilkunst nach geisteswissenschaftlichen Erkenntnissen (1925), GA 27.

人智醫學及其療癒方法 / 奧托.沃爾夫(Otto Wolff)作；
王新艷翻譯. -- 初版.
-- 臺中市：人智, 2015.01
面； 公分
譯自：Anthroposophisch orientierte Medizin und ihre Heilmittel
ISBN 978-986-87522-8-3(平裝)

1.心身醫學 2.心靈療法

415.9511 104000220

人智醫學及其療癒方法

作　　者　Dr. Otto Wolff
中文翻譯　王新艷
審　　訂　許姿妙 醫師
美術設計　上承文化有限公司

出　　版　人智出版社有限公司
地址：台中市南屯區大容東街4號3樓
電話：(04)23379069
傳真：(04)23379359
e-mail：humanwisdompress@yahoo.com.tw
劃撥帳號／ 22727115
戶名／人智出版社有限公司

版　　次　2015年元月　初版一刷
定　　價　290元
國際書號　ISBN：978-986-87522-8-3（平裝）

Chinese language edition translated from
the German original:

ANTHROPOSOPHISCH ORIENTIERTE MEDIZIN

und ihre Heilmittel

6th edition, published by Verlag Freies Geistesleben, Stuttgart 1996

(A serial of Socil Hygiene; Nr.20)

By Dr. med.Otto Wolff.- 1994

(ISBN 3-7725-0682-8).

Printed in Taiwan and published throughout the world

By HUMANWISDOM PRESS

3F., No.4 Darong E. St.,

Nantun Dist., Taichung City 40848

Taiwan

人智醫學
及其療癒方法

ANTHROPOSOPHISCH ORIENTIERTE MEDIZIN

und ihre Heilmittel